Lynda Aoudia

Tumores benignos da mama

Lynda Aoudia

Tumores benignos da mama

ScienciaScripts

Imprint

Any brand names and product names mentioned in this book are subject to trademark, brand or patent protection and are trademarks or registered trademarks of their respective holders. The use of brand names, product names, common names, trade names, product descriptions etc. even without a particular marking in this work is in no way to be construed to mean that such names may be regarded as unrestricted in respect of trademark and brand protection legislation and could thus be used by anyone.

Cover image: www.ingimage.com

This book is a translation from the original published under ISBN 978-620-6-71295-4.

Publisher:
Sciencia Scripts
is a trademark of
Dodo Books Indian Ocean Ltd. and OmniScriptum S.R.L publishing group

120 High Road, East Finchley, London, N2 9ED, United Kingdom
Str. Armeneasca 28/1, office 1, Chisinau MD-2012, Republic of Moldova, Europe
Printed at: see last page
ISBN: 978-620-7-94581-8

Tumores benignos da mama

Lynda AOUDIA

Prefácio

Os tumores benignos da mama constituem um grupo heterogéneo de lesões,
sintomas e aspectos imagiológicos. A maioria das lesões mamárias são benignas.
O objetivo do diagnóstico destes tumores é sempre excluir uma lesão maligna ou,
pelo menos, uma lesão em risco de degeneração.
Uma boa compreensão destes tumores permite um tratamento adequado.

Este livro foi concebido principalmente para radiologistas envolvidos na
imagiologia mamária.

Professora Lynda AOUDIA

Índice

Introdução

É importante conhecer os tumores benignos da mama por várias razões:

- São muito frequentes e podem dar origem a uma grande variedade de sintomas clínicos, exigindo investigações para confirmar a sua natureza benigna e, por vezes, justificando métodos de tratamento específicos;

- São mais frequentemente descobertos por acaso no âmbito do rastreio do cancro da mama; por conseguinte, é importante ser capaz de reunir os argumentos a favor da benignidade para reduzir a ansiedade do doente, mas também para evitar mais investigações, acompanhamento e cirurgia desnecessária;

- Os aspectos atípicos ou enganadores podem colocar problemas de diagnóstico diferencial com patologia maligna.

Os tumores benignos da mama são dominados pelos fibroadenomas. **Outros tumores mais raros podem colocar problemas em termos de diagnóstico etiológico.**

Na maioria dos casos, a mamografia e a ecografia são utilizadas para diagnosticar estes tumores. A ressonância magnética pode ser um complemento útil em certos casos em que o diagnóstico é problemático. As técnicas de amostragem guiada são utilizadas para excluir lesões malignas.

Lembrete anatómico

1. Anatomia da mama

O peito é um órgão globular que ocupa a parte anterior-superior do tórax. Situa-se sobre o músculo peitoral, que o mantém no lugar [1]. É constituída principalmente por uma glândula mamária, tecido conjuntivo de suporte e tecido adiposo, todos cobertos pela pele. A parte superior da mama é representada pelo mamilo rodeado pela aréola (fig. 1). É constituída por cerca de quinze ductos lácteos principais, cada um delimitando um lóbulo. Os ductos lácteos abrem-se no mamilo ao nível dos poros lácteos, depois de se dilatarem ligeiramente para formar um seio lactífero.

Finas partições fibrosas separam os lóbulos e estendem-se para a derme na superfície anterior da glândula para formar os ligamentos de Cooper, que formam as cristas de Duret (fig. 1).

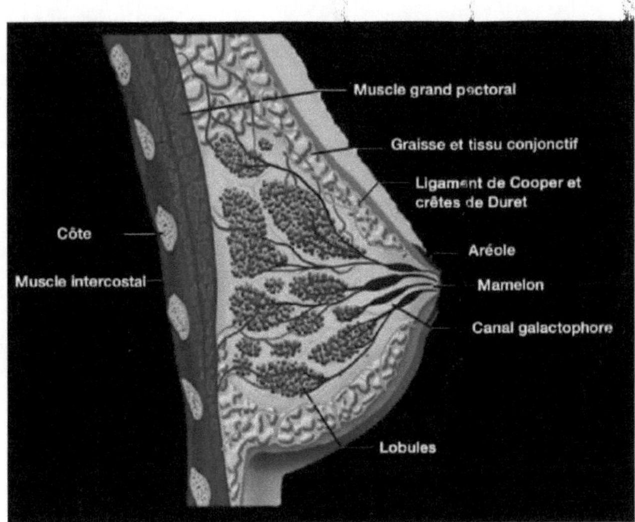

Fig. 1 Estrutura anatómica da mama.

2. Eixo galactóforo

A mama é constituída por cerca de quinze ductos lácteos principais, que terminam num poro do mamilo. Estes ductos principais, após uma dilatação denominada seio lactífero, ramificam-se em ductos secundários de médio e pequeno calibre até à Unidade Terminal Ducto-Lobular (UTLD).

Este UDTL é constituído por um galactóforo terminal extra e intra-lobular e por um lóbulo composto por cerca de dez alvéolos chamados ácinos. O UDTL está inserido num tecido conjuntivo frouxo conhecido como tecido palial. Todo este tecido está rodeado por tecido adiposo (fig. 2).

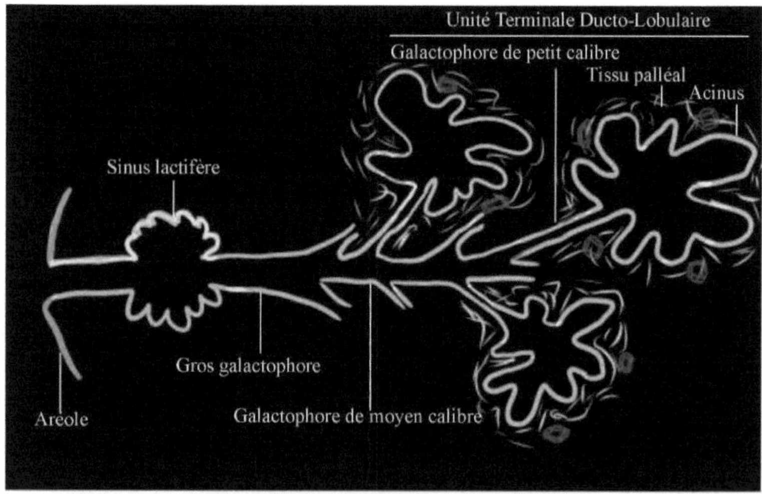

Fig. 2: Esquema da árvore galactófora.

Lembrete histológico

O conjunto da árvore galactófora é constituído por uma dupla camada de células que repousa sobre uma membrana basal em contacto direto com os vasos sanguíneos (fig. 3):

- uma camada interna constituída por células epiteliais cilíndricas responsáveis pela função secretora do leite.
- uma camada exterior constituída por células mioepiteliais responsáveis pela contração.

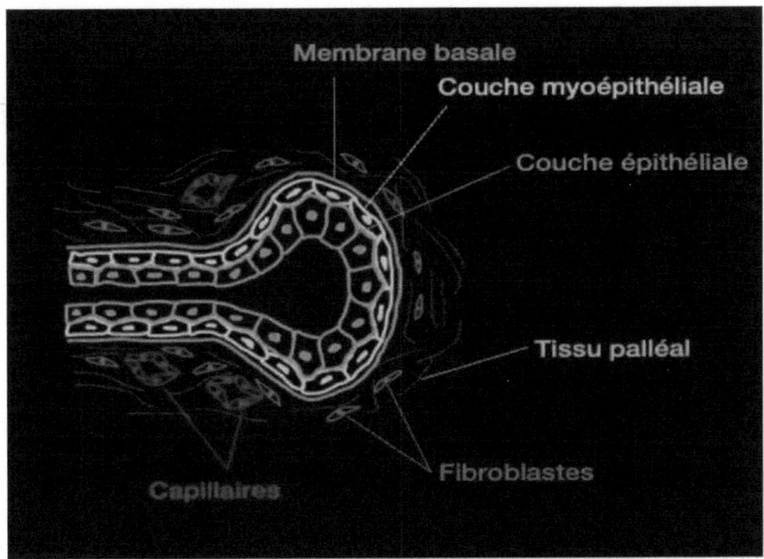

Fig. 3: Diagrama histológico dos constituintes acinares.

Tumores benignos

1. Fibroadenomas

Os fibroadenomas são as lesões mamárias benignas mais comuns em mulheres jovens [2]. Sendo um tumor dependente de hormonas, os fibroadenomas aumentam de tamanho durante a gravidez e a amamentação e diminuem de tamanho durante o período da perimenopausa [3]. A utilização de contraceptivos orais antes dos 20 anos de idade aumenta o risco de desenvolvimento de fibroadenomas [4]. Geralmente descobertos incidentalmente durante um exame de ultrassom.

A maioria dos fibroadenomas tem achados imagiológicos semelhantes e estas lesões podem ser definidas como fibroadenomas simples. No entanto, devido a diferentes caraterísticas e componentes histopatológicos, foram descritas variantes histológicas de fibroadenomas. Estas variantes incluem fibroadenomas juvenis, gigantes, complexos, mixóides e hialinizados. Estes diferentes subtipos de fibroadenoma têm manifestações clínicas, potencial de transformação maligna e estratégias terapêuticas distintas.

1.1. Epidemiologia

Os fibroadenomas tendem a aparecer numa idade precoce. São mais frequentemente observados em raparigas adolescentes e menos frequentemente em mulheres após a menopausa. A incidência do fibroadenoma diminui com a idade e ocorre geralmente antes dos 30 anos de idade nas mulheres da população em geral, com um pico de incidência entre os 20 e os 24 anos de idade, estimado em 115/100 000 mulheres-ano [5]. Estima-se que 10% da população feminina mundial desenvolverá um fibroadenoma pelo menos uma vez na vida.

1.2. Patogénese

O fibroadenoma é uma proliferação celular do tecido conjuntivo e do epitélio da unidade ductal-lobular terminal [6, 7].

Em alguns casos, os fibroadenomas podem expressar receptores de estrogénio e progesterona. O estrogénio e a progesterona estimulam os receptores hormonais nos fibroadenomas, levando a uma proliferação excessiva de células conjuntivas e epiteliais. Durante a menopausa, os fibroadenomas sofrem atrofia quando os níveis circulantes destas hormonas femininas diminuem.

Os receptores do fator de crescimento epidérmico (EGF) podem ser expressos em alguns fibroadenomas [8].

O gene mediator complex subunit 12 (MED12) está envolvido na génese do fibroadenoma. O gene MED12 contribui para a produção da proteína MED12 que, juntamente com outras proteínas, é essencial para a regulação transcricional eucariótica [9, 10].

Em mais de 70% dos casos, os fibroadenomas apresentam-se como uma massa única e múltiplas massas em 10% a 25% [11].

A maioria dos fibroadenomas desenvolve-se nos quadrantes externos superiores. O tamanho dos fibroadenomas pode variar consoante o ciclo menstrual e os níveis hormonais circulantes.

1.3. Clínica

O fibroadenoma apresenta-se, na maioria das vezes, como uma massa bem delimitada, de contornos regulares, redonda ou oval, firme, móvel em relação ao plano profundo, indolor e com dimensões que variam de alguns milímetros a alguns centímetros [12]. A evolução temporal dos fibroadenomas é imprevisível. Geralmente aparecem na adolescência, com um possível aumento de tamanho de até 2 a 3 cm num ano, seguido de uma diminuição em 40% dos casos, estabilidade em 30% dos fibroadenomas e progressão em 30% dos casos [13].

1.4. Histologia

1.4.1. Macroscopia

Massa circunscrita, oval ou lobulada, de consistência variável consoante a sua composição: elástica nas raparigas jovens e mais firme ou mesmo dura nas mulheres mais velhas (involução hialina, calcificação) (fig. 4) [14].

O bordo transversal da massa é de cor bege, com uma consistência sólida e espaços em forma de fenda (fig. 4).

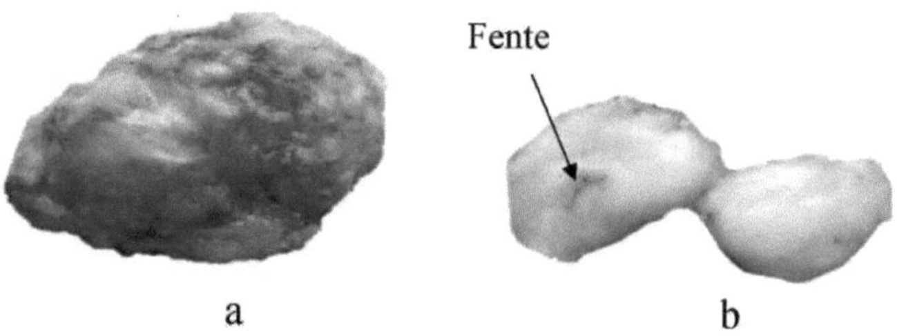

Fig. 4: Fibroadenoma (a) Macroscopia. (b) Secção transversal. Massa oval circunscrita com contornos lobulados.

1.4.2. Microscopia

Tumor com um duplo componente conjuntivo (mesenquimal) e epitelial. O componente conjuntivo é fibroso, frequentemente com poucas células, e por vezes mixoide. O componente epitelial contém cavidades glandulares com lumina frequentemente alargada, por vezes virtual, revestidas por uma base celular dupla, epitelial e mioepitelial (fig. 5).

Existem duas variedades:

- No fibroadenoma pericanal, a proliferação de ductos mantém um lúmen circular, existindo também hiperplasia do tecido conjuntivo (fig. 6).

- Fibroadenoma intracanal: o tumor apresenta ductos estirados e colapsados, com contornos arciformes, secundários à hiperplasia conjuntival que empurra os ductos para trás (fig. 6).

Na periferia, o fibroadenoma tem bordos regulares e simétricos e uma pseudo-cápsula conjuntival que envolve a lesão e a separa do tecido mamário normal, dando um aspeto de "empurrão" (fig. 7).

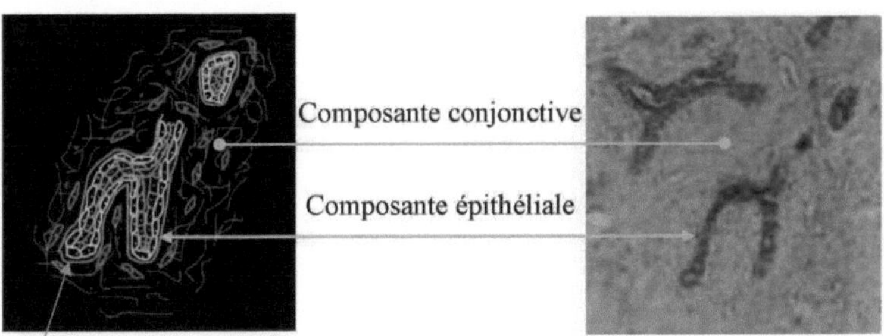

Fig. 5. Fibroadenoma. Microscopia.

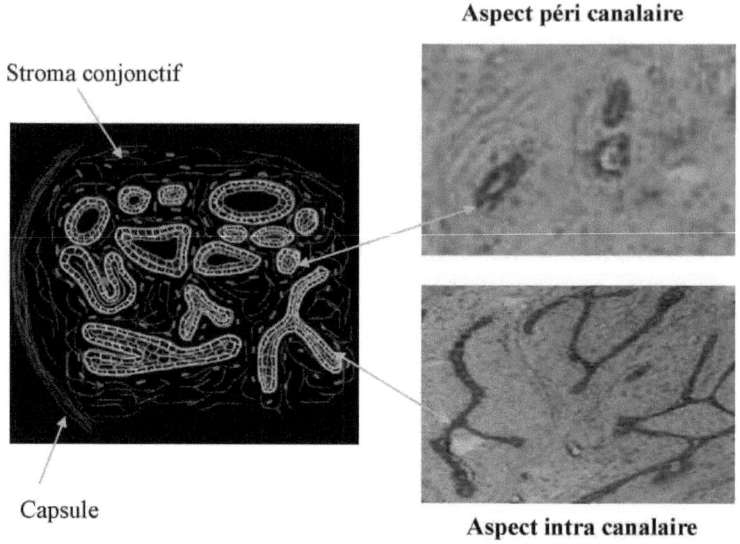

Fig. 6. Fibroadenoma. Microscopia. Aspeto peri e intracanal.

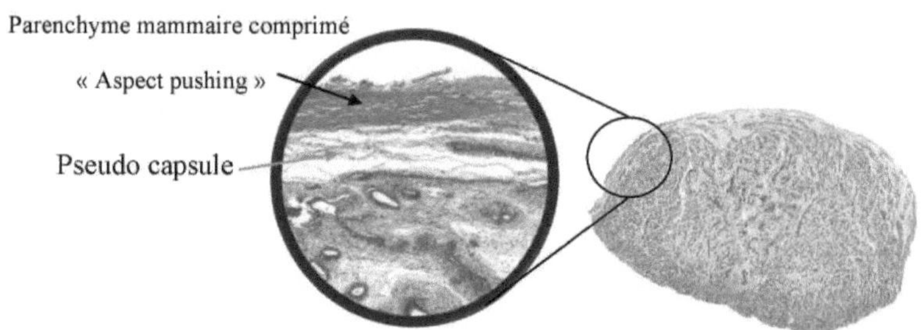

Fig. 7. fibroadenoma. Microscopia. A pseudocápsula conjuntival que envolve a lesão e a separa do tecido mamário normal, com um aspeto de "empurrão" [15].

1.3. Imagiologia

1.5.1. Fibroadenoma simples

O fibroadenoma simples é classificado na ANDI como uma simples "aberração" do normal. Este tumor benigno é mais frequente em raparigas com menos de 25 anos e surge geralmente nos primeiros anos após a menarca. O pico de incidência verifica-se aos 20 anos e a incidência é mais elevada entre os 20 e os 30 anos. O fibroadenoma parece ser mais comum nas populações indiana e africana [16].

Um fibroadenoma simples apresenta-se mais frequentemente como uma massa bem delimitada, medindo cerca de 1 a 3 cm.

Na histologia, a proliferação tumoral não apresenta atipia celular estromal ou mitose, e a celularidade estromal é semelhante à do estroma perilobular [17] (fig. 8).

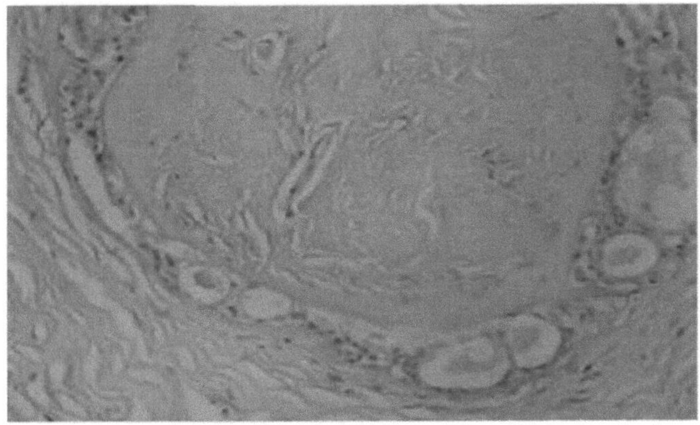

Fig. 8. fibroadenoma simples. Histologia. A proliferação tumoral não apresenta atipia celular do estroma ou mitose.

1.5.1.1. Mamografia

A mamografia pode não ser sensível ou específica em mulheres jovens devido à densidade dos seus seios.

Na mamografia, um fibroadenoma simples apresenta-se como uma massa, redonda ou oval, de contornos circunscritos ou macrolobulados, isodensa ou hiperdensa. Frequentemente observa-se o sinal de um halo perilesional claro devido ao efeito Mach, que corresponde à disposição periférica do tecido conjuntivo que, sob tensão, forma uma camada fibrosa ou pseudocápsula (fig. 9).

No entanto, os resultados da mamografia sobrepõem-se frequentemente à imagiologia de outras lesões benignas, como os quistos. Por isso, é realizado um método de imagiologia adicional, normalmente a ecografia.

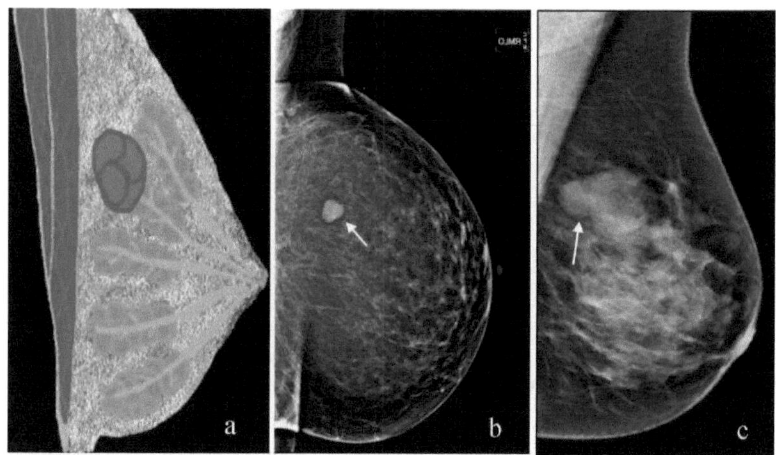

Fig. 9. fibroadenoma simples. (a) Diagrama esquemático. (b+c) Mamografia. Massa redonda ou oval, de contornos circunscritos ou macrolobulados, hiperdensa ou isodensa com nítido halo perilesional de "efeito mach" (setas).

1.5.1.2. Ultrassom de modo B

A ecografia mostra as caraterísticas do fibroadenoma, sob a forma de uma massa oval, homogénea, com contornos circunscritos ou macrolobulados, hipoecóica ou isoecóica. Uma caraterística importante dos fibroadenomas simples na ecografia é a orientação da lesão paralela à pele, a orientação anatómica normal dos lóbulos (fig. 10). Outro sinal importante do fibroadenoma simples são os septos fibrosos internos ecogénicos [18] (fig. 10). Devido à compressão do parênquima mamário pela lesão, pode formar-se uma pseudocápsula lateral ecogénica [19] (fig.10).

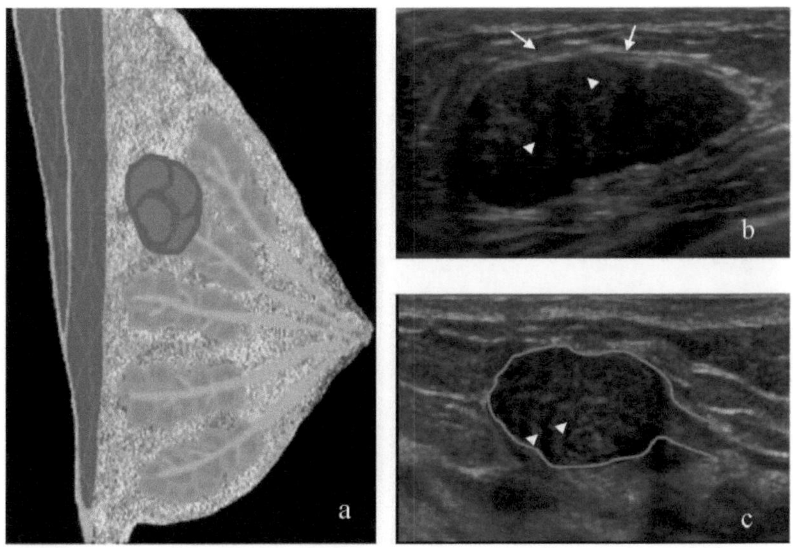

Fig. 10. Fibroadenoma simples. (a) Diagrama esquemático. (b+c) Ultrassonografia. Massa oval, homogénea, de contornos macrolobulados, hipoecogénica, orientada paralelamente à pele, apresentando septos internos ecogénicos (cabeças de setas), com pseudocápsula ecogénica periférica (setas).

1.5.1.3. Doppler a cores

A maioria dos fibroadenomas apresenta vascularização ao Doppler a cores, em 80% dos casos de fibroadenomas simples [19, 20].

Foram descritos três tipos de recipientes (fig. 11):

o Vasos de alimentação, que são vasos proeminentes que conduzem do tecido mamário circundante para o fibroadenoma.

o Os vasos capsulares estão localizados na cápsula.

o Os vasos segmentares estão localizados nos septos fibrosos do fibroadenoma.

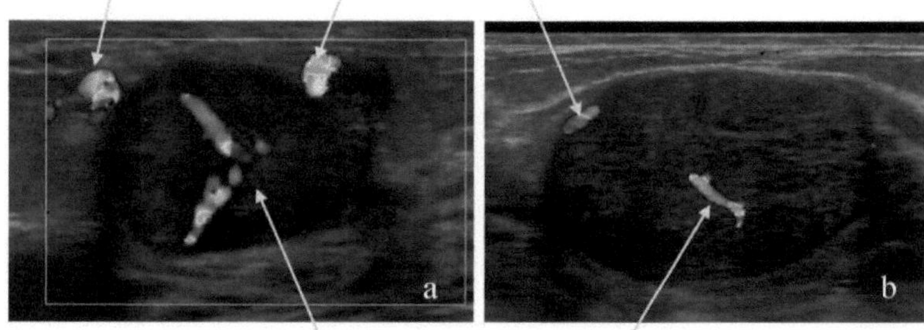

Fig. 11. Fibroadenoma simples. (a+b) Doppler a cores. Vascularização.

1.5.1.4. Elastografia

Os fibroadenomas simples são geralmente macios à elastografia, com uma pontuação de elasticidade que varia entre 1 e 3 e um rácio de elasticidade baixo (fig.12).

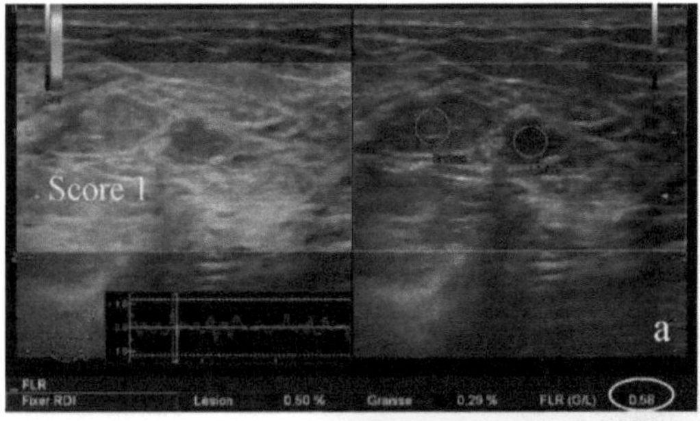

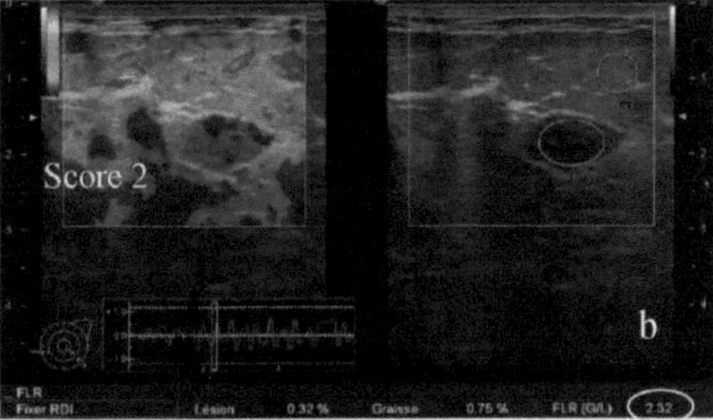

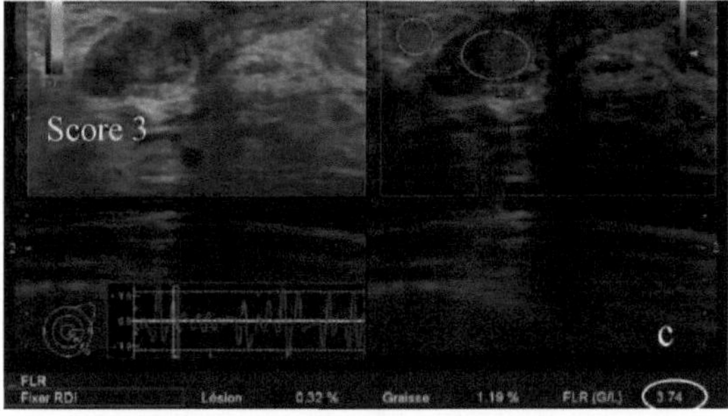

Fig. 12. Fibroadenoma simples. (a) Fibroadenoma 1 pontuado com um rácio de elasticidade baixo estimado de 0,58. (b) Fibroadenoma 2 com um rácio de elasticidade estimado de 2,32. (c) Fibroadenoma 3 classificado com um rácio de elasticidade inferior ao de uma lesão maligna, estimado em 3,74.

1.5.1.5.RMN

Os achados na ressonância magnética (RM) dos fibroadenomas simples também variam. A forma e os contornos são semelhantes aos observados na mamografia e na ecografia.

Nas sequências ponderadas em T1, a lesão é isointensa com o parênquima mamário circundante. O sinal nas sequências T2 altera-se de acordo com o conteúdo da lesão. Nas sequências dinâmicas, o realce é geralmente progressivo.

A caraterística mais importante da RM sugestiva de fibroadenoma é a presença de septos mediais, hipossinal em T1 e T2, que não apresentam realce após a injeção de meio de contraste em mais de 95% dos casos. No entanto, a ausência de septos mediais não exclui o diagnóstico de fibroadenoma [21] (fig. 13).

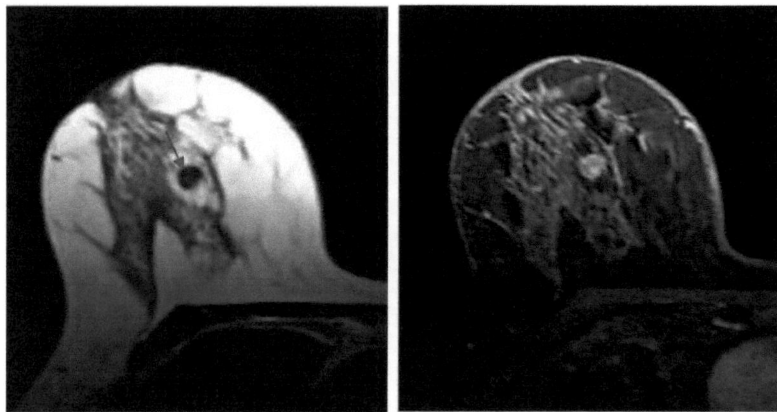

Fig. 13. Fibroadenoma simples. RM: (a) sequência T2; (b) sequência T1 com injeção de contraste nativo. Massa arredondada, de contornos circunscritos, em hipopositividade T2, mostrando septos em hipopositividade T2, sem realce após injeção de meio de contraste (setas).

1.5.2. Fibroadenoma juvenil

O fibroadenoma juvenil é uma variante rara do fibroadenoma, representando 7-8% [2, 22]. Os fibroadenomas juvenis são normalmente observados em adolescentes com idades compreendidas entre os 10 e os 18 anos e, nos afro-americanos, as lesões são frequentemente múltiplas e bilaterais [22, 23].

Na histopatologia macroscópica, a massa é geralmente circunscrita, frequentemente maior do que 3 cm [24]. A histopatologia microscópica é caracterizada por um componente de tecido conjuntivo com celularidade aumentada, um aspeto fasciculado e mitoses excepcionais (<1/mm2). O componente epitelial apresenta frequentemente hiperplasia ductal [25] (fig. 14).

Clinicamente, os fibroadenomas juvenis aparecem como uma massa indolor que aumenta rapidamente de tamanho, causando hipertrofia ou assimetria mamária [26, 27]. Pode observar-se dilatação venosa superficial e ulceração da pele [26] (fig. 15).

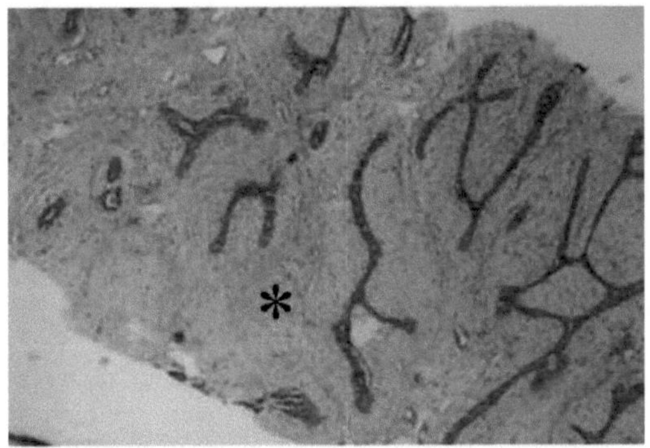

Fig. 14. Fibroadenoma juvenil. Histologia. Componente mesenquimal hipercelular (asterisco).

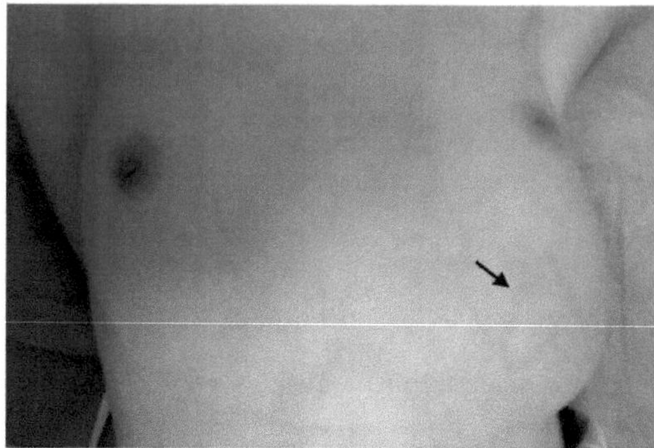

Fig. 15. Fibroadenoma juvenil. Massa na mama esquerda causando assimetria mamária. Dilatação venosa superficial (seta).

1.5.2.1 Imagiologia

Como os fibroadenomas juvenis são observados durante a adolescência, o exame mamográfico não é recomendado nem necessário [24].

A ecografia é o principal teste de diagnóstico. As caraterísticas ecográficas dos fibroadenomas juvenis são semelhantes às dos fibroadenomas simples. Existe uma massa oval, circunscrita, paralela à pele, com ecotextura hipoecogénica ou isoecogénica, frequentemente com realce posterior [28, 29] (fig. 16 a).

Ao Doppler a cores, os fibroadenomas são hipervascularizados [28] (fig. 16 b).

Os achados da elastografia e da RM nos fibroadenomas juvenis são semelhantes aos dos fibroadenomas simples (fig. 16 c+d). Na RM, as massas são hipossinal nas sequências T1 e hipersinal nas sequências ponderadas em T2 em relação à hipercelularidade das lesões com septos internos hipointensos que não são realçados após a injeção de meio de contraste.

A idade do doente, o tamanho da lesão >5 cm e os achados clínicos são caraterísticas importantes no diagnóstico de fibroadenomas juvenis [30].

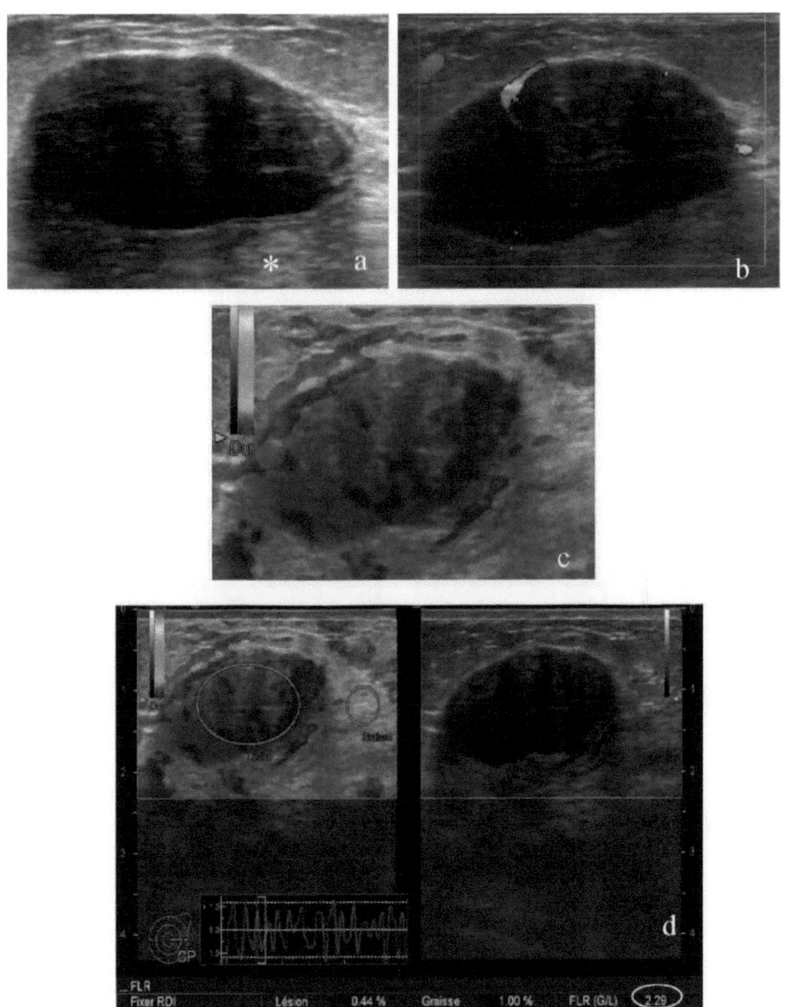

Fig. 16. Fibroadenoma juvenil. (a) Ecografia em modo B. Massa hipoecogénica, circunscrita, homogénea, com um grande eixo horizontal e uma pseudocápsula periférica (seta) e realce posterior (asterisco). (b) Doppler a cores. A vascularização periférica é central. (c+d) Elastografia. Massa mole, índice de elasticidade 2 e rácio de elasticidade 2,29.

1.5.3. Fibroadenoma gigante

Os fibroadenomas gigantes são outra variante rara, representando 0,5-2% dos fibroadenomas [30]. Os fibroadenomas gigantes são observados em mulheres na pré-menopausa [31]. De facto, os fibroadenomas juvenis em doentes com idades compreendidas entre os 10 e os 18 anos acabam por se transformar em fibroadenomas gigantes devido ao seu rápido crescimento [32]. Os fibroadenomas gigantes são massas de grandes dimensões (mais de 5 cm e mais de 500 g) [30, 33]. Os fibroadenomas gigantes são mais comuns em mulheres afro-americanas e da Ásia Oriental. À semelhança dos fibroadenomas juvenis, crescem rapidamente e podem causar problemas estéticos de hipertrofia e assimetria mamária [27].

A imagiologia é semelhante à do fibroadenoma juvenil (Fig. 17).

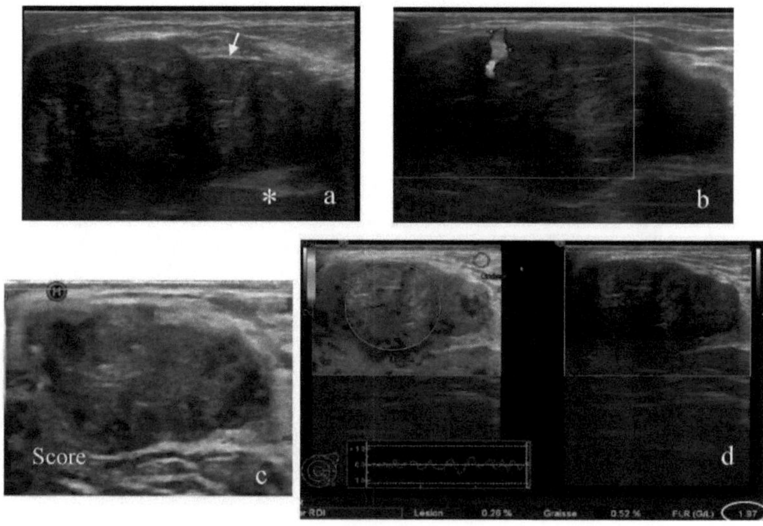

Fig. 17. Fibroadenoma gigante. (a) Ecografia em modo B. Massa grande, hipoecogénica, circunscrita, homogénea, com um grande eixo horizontal, uma pseudocápsula periférica (seta) e realce posterior (asterisco). (b) Doppler a cores. A vascularização periférica é central. (c+d) Elastografia. Massa mole, índice de elasticidade 2 e rácio de elasticidade 1,97.

1.5.3. Fibroadenoma complexo

Uma variante importante do fibroadenoma é o fibroadenoma complexo. Descrito pela primeira vez por Dupont [34], este fibroadenoma inclui pelo menos uma ou mais caraterísticas patológicas [35] :

   o Quistos > 3 mm.

   o Calcificações epiteliais.

   o Adenose esclerosante.

   o Metaplasia apócrina.

Os fibroadenomas complexos representam 22% dos fibroadenomas [35]. Aumentam o risco de cancro da mama invasivo em 3,1 vezes e em 1,89 vezes para os fibroadenomas simples [36]. Requerem lumpectomia com uma margem de segurança. [37].

1.5.4.1 Imagiologia

Na mamografia, os fibroadenomas complexos aparecem geralmente como uma massa circunscrita, redonda ou oval. Podem ser observadas calcificações heterogéneas grosseiras. Em casos raros, pode estar presente uma assimetria focal [38].

Na ultrassonografia, as caraterísticas dos fibroadenomas complexos são semelhantes às observadas na mamografia [39]. Pinto et al. observaram que a maioria dos fibroadenomas complexos tem forma ovalada, circunscrita, orientada paralelamente à pele, sem efeitos acústicos posteriores ou calcificações [40]. No entanto, a forma irregular, os contornos não circunscritos, a ecoestrutura heterogénea, a presença de calcificações no seu interior e o realce acústico posterior são mais comuns nos fibroadenomas complexos do que nas outras variantes de fibroadenoma [40]. Estes autores concluíram que as caraterísticas mais relevantes dos fibroadenomas complexos são uma massa de forma irregular, com contornos microlobulados, orientada paralelamente à pele, ecoestrutura heterogénea devido à presença de quistos < 3 mm e calcificações [40] (fig. 18).

Tanto quanto é do nosso conhecimento, não existem na literatura caraterísticas elastográficas específicas dos fibroadenomas complexos. A pontuação de elasticidade para fibroadenomas complexos é geralmente 1, 2 ou 3 (fig. 19).

Os achados de RM dos fibroadenomas complexos são semelhantes aos dos fibroadenomas simples e de outras variantes de fibroadenoma, sem serem específicos.

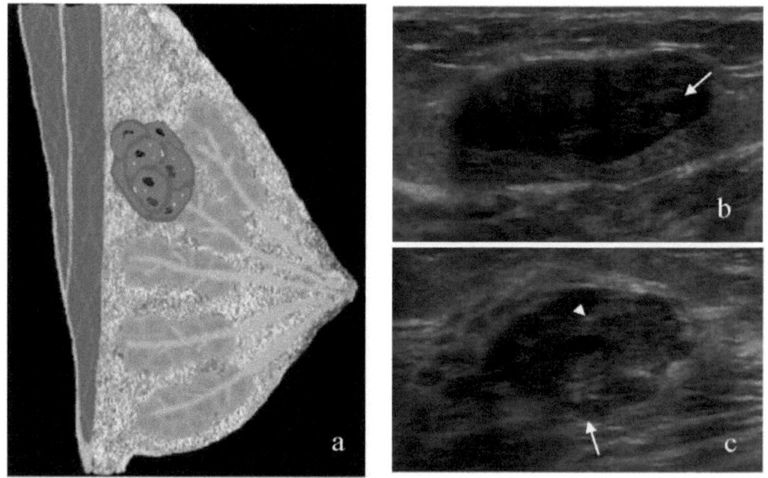

Fig. 18 Fibroadenoma complexo (a) Esquema. (b+c) Ecografia em modo B. Massa hipoecogénica, de forma irregular, com contornos microlobulados, ecoestrutura heterogénea devido à presença de quistos < 3 mm (setas) e calcificações (cabeça de seta).

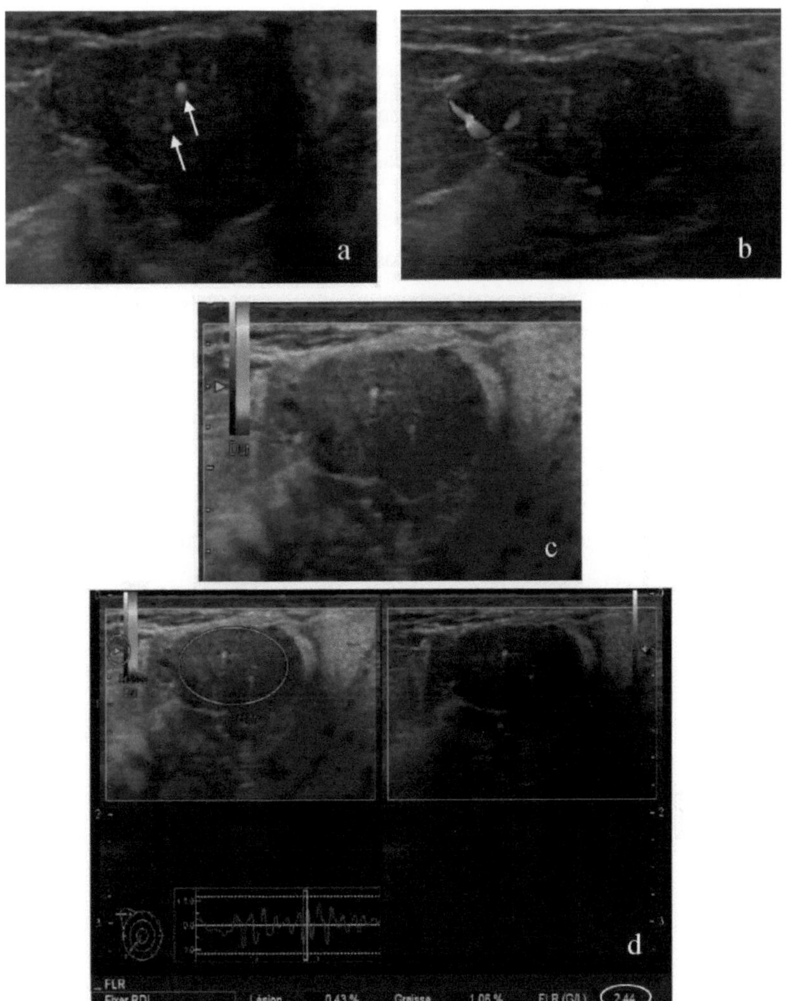

Fig. 19. Fibroadenoma complexo (a) Ultrassonografia em modo B. Massa oval com contornos microlobulados, eixo horizontal longo paralelo à pele, ecoestrutura heterogénea com presença de quistos (seta) e

1.5.4. Fibroadenoma mixoide

O fibroadenoma mixoide é um subtipo histológico de fibroadenoma com uma

25

matriz mixoide abundante e estroma hipocelular [41] (fig. 20). O fibroadenoma mixoide é frequentemente descrito na síndrome de Carney [42], uma doença autossómica dominante caracterizada pela associação de anomalias pigmentares da pele, mixomas (cardíacos ou cutâneos), tumores ou disfunções de tumores endócrinos e schwannomas [43, 44].

Na imagiologia, os achados mamográficos e ecográficos são semelhantes aos do fibroadenoma simples. Na sequência de um componente mixoide do estroma, é frequentemente observada na ecografia uma massa com realce posterior significativo (fig. 21).

Na RM, o fibroadenoma mixoide apresenta um hipossinal em T1 e, geralmente, um hipersinal em T2. Nas sequências dinâmicas, observa-se frequentemente um realce rápido e homogéneo com uma curva dinâmica tipo 3, que é responsável por falsos positivos [45].

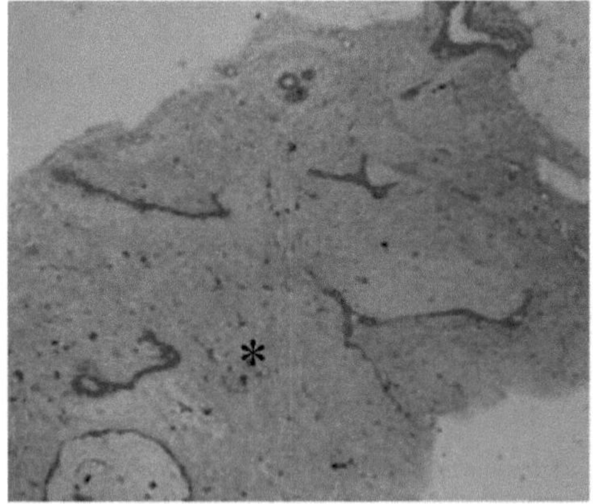

Fig. 20. Fibroadenoma mixoide. Histologia. Componente mesenquimal com aspeto mixoide hipocelular (asterisco).

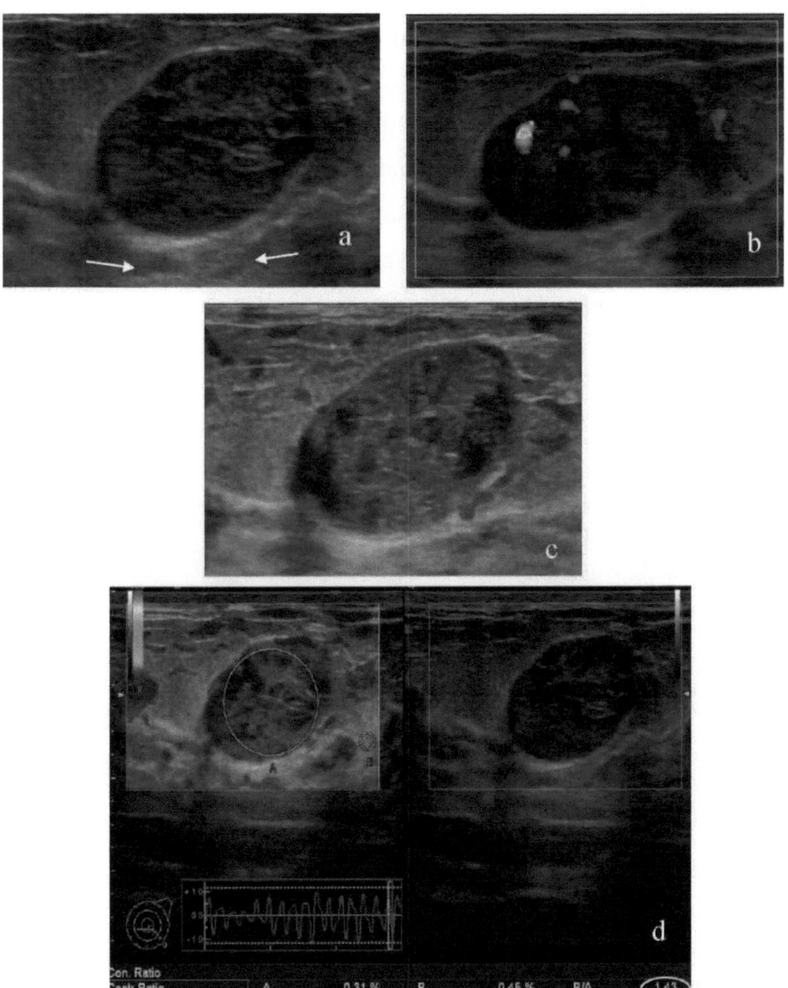

Fig. 21. Fibroadenoma mixoide (a) Ecografia em modo B. Massa oval com contornos circunscritos, eixo horizontal longo paralelo à pele, ecoestrutura homogénea com realce acústico posterior (setas). (b) Doppler a cores. Vascularização periférica e central. (c+d) Elastografia. Massa mole, índice de elasticidade 2 e baixo rácio de elasticidade de 1,43.

1.5.6. Fibroadenoma celular

O fibroadenoma celular é uma variante do fibroadenoma caracterizada por uma elevada celularidade do estroma que é uniforme e sem atipia [46, 47] (fig. 22). Os fibroadenomas celulares são geralmente observados em mulheres jovens e a celularidade diminui com a idade [48]. Histologicamente, os fibroadenomas celulares colocam um problema de diagnóstico com os tumores filodes de baixo grau [46]. Não existem caraterísticas imagiológicas distintivas dos fibroadenomas celulares (fig. 23).

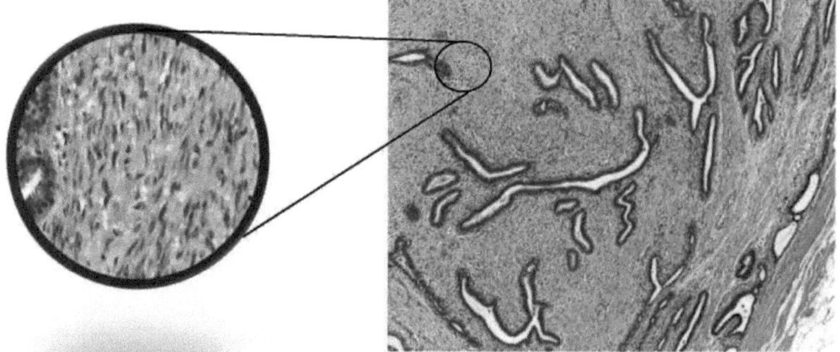

Fig. 22. Fibroadenoma celular. Histologia. Hipercelularidade do estroma. Uniforme, sem atipia [48].

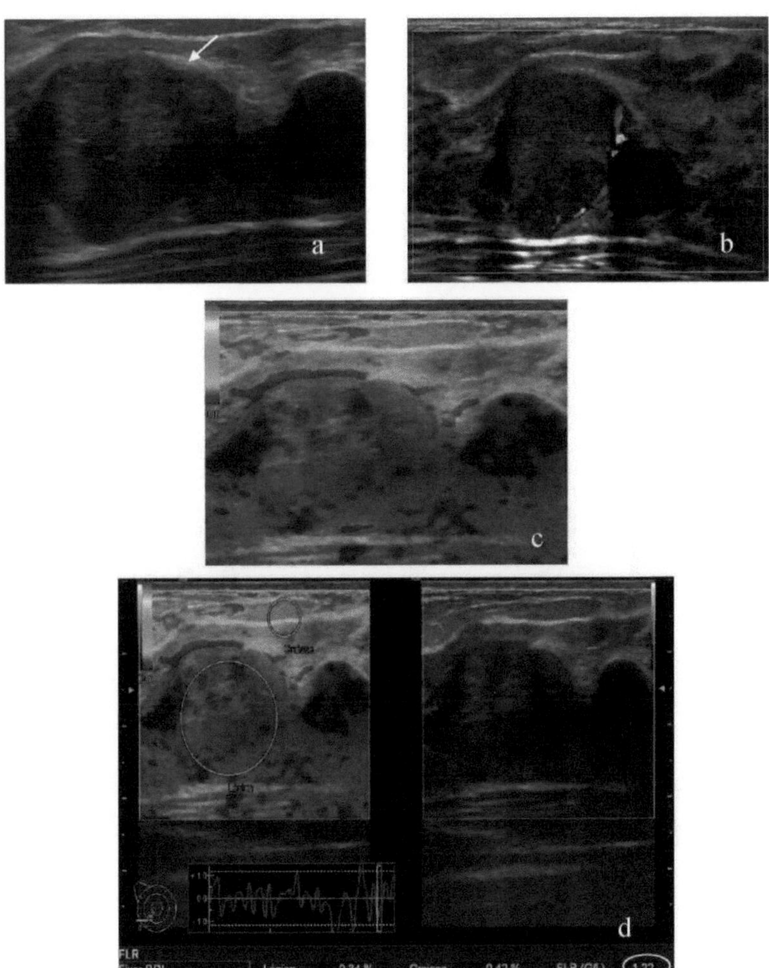

Fig. 23. Fibroadenoma celular. (a) Ecografia em modo B. Massa volumosa hipoecogénica, com contornos macrolobulados, homogénea e de grande eixo horizontal com uma pseudocápsula periférica (seta) (b) Doppler a cores. Massa hipervascularizada. (c+d) Elastografia. Massa mole, índice de elasticidade 2 e rácio de elasticidade 1,22.

29

1.5.5. Fibroadenoma hialinizado

O fibroadenoma hialinizado é outra variante do fibroadenoma, particularmente em mulheres pós-menopáusicas. Com a idade, o componente mesenquimal torna-se hialinizado, menos celular e mais esclerótico (fig. 24). O componente epitelial atrofia e as calcificações desenvolvem-se como resultado da isquémia, aparecendo na periferia do tumor [49, 50] (fig. 24).

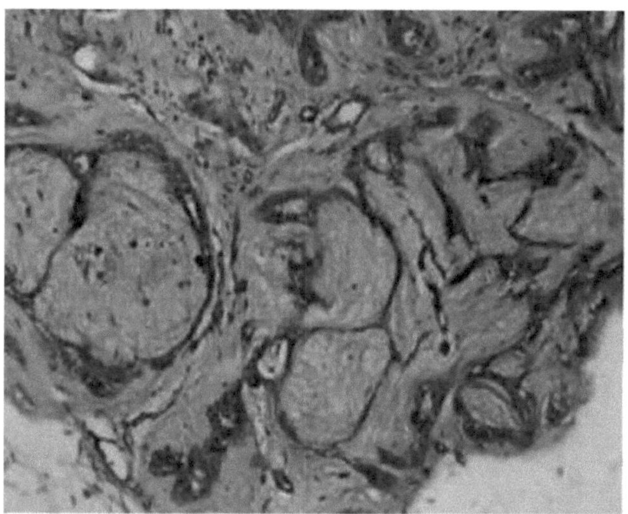

Fig. 24. Fibroadenoma hialinizado. Histologia. Componente mesenquimal hipocelular e esclerosado. Componente epitelial atrofiado.

1.5.7.1 Imagiologia

A mamografia é a principal técnica de imagem para o diagnóstico de fibroadenomas hialinizados. Revela calcificações grosseiras, inicialmente encontradas na periferia nos estádios iniciais; depois coalescem ao longo do tempo, dando uma aparência de "pipocas" [50] (figs. 25 e 26a). O fibroadenoma hialinizado pode ter um aspeto suspeito como uma forma irregular, com contornos microlobulados, indistintos ou espiculados. Os fibroadenomas hialinizados têm uma densidade variável na mamografia, mais frequentemente hiperdensa secundária a hialinização e necrose, degeneração e involuções [50, 51].

Na ecografia, os fibroadenomas hialinizados têm geralmente uma ecoestrutura heterogénea secundária à degeneração hialina, forma e contornos irregulares com atenuação acústica posterior devido à presença de calcificações (fig. 26 b).

O Doppler a cores não consegue distinguir os fibroadenomas hialinizados de outras variedades de fibroadenoma, uma vez que as lesões são geralmente avasculares (fig. 26 c).

Na elastografia, os fibroadenomas hialinizados são mais duros do que as outras variantes de fibroadenoma devido à presença de calcificações (fig. 26 d+e).

A RM de fibroadenomas hialinizados apresenta sinais T1 e T2 diferentes, dependendo do grau de degeneração. Nas sequências dinâmicas, os fibroadenomas hialinizados apresentam um realce fraco e lento devido à esclerótica [51].

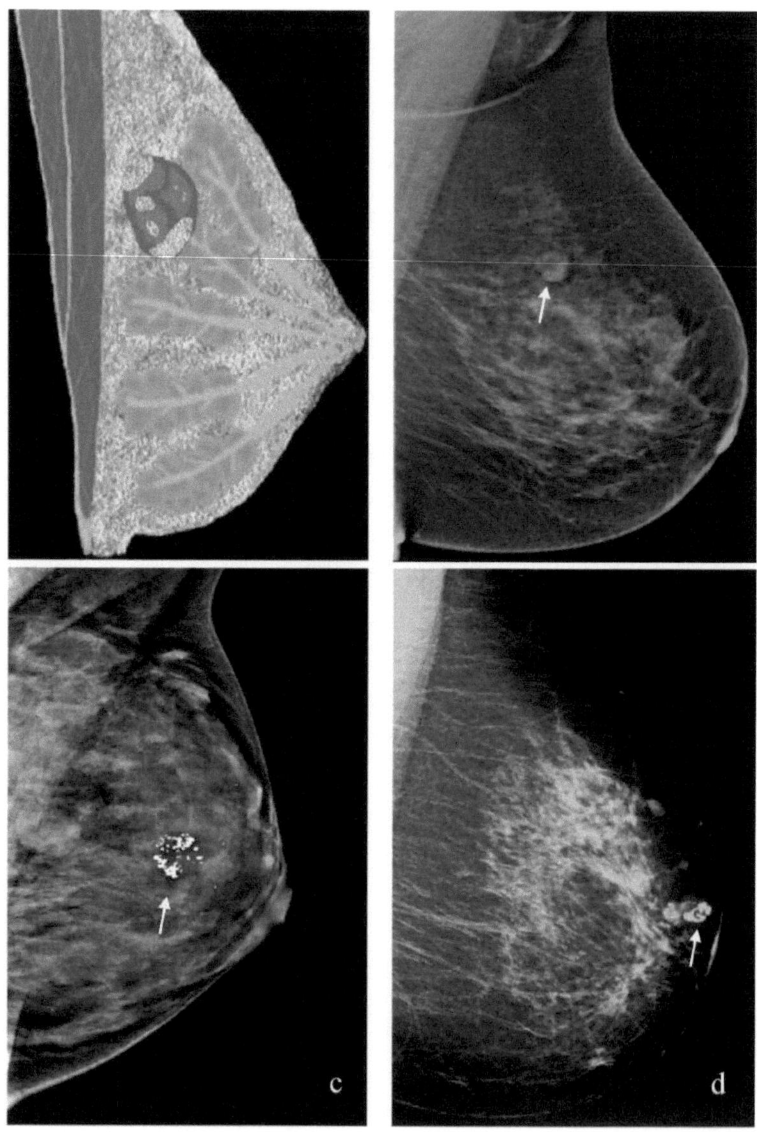

Fig. 25. Fibroadenoma hialinizado (a) Esquema. (b+c+d) Mamografia. (b) Massa com calcificações periféricas (seta). (c+d) Massa com calcificações grosseiras em forma de "pipocas" (setas).

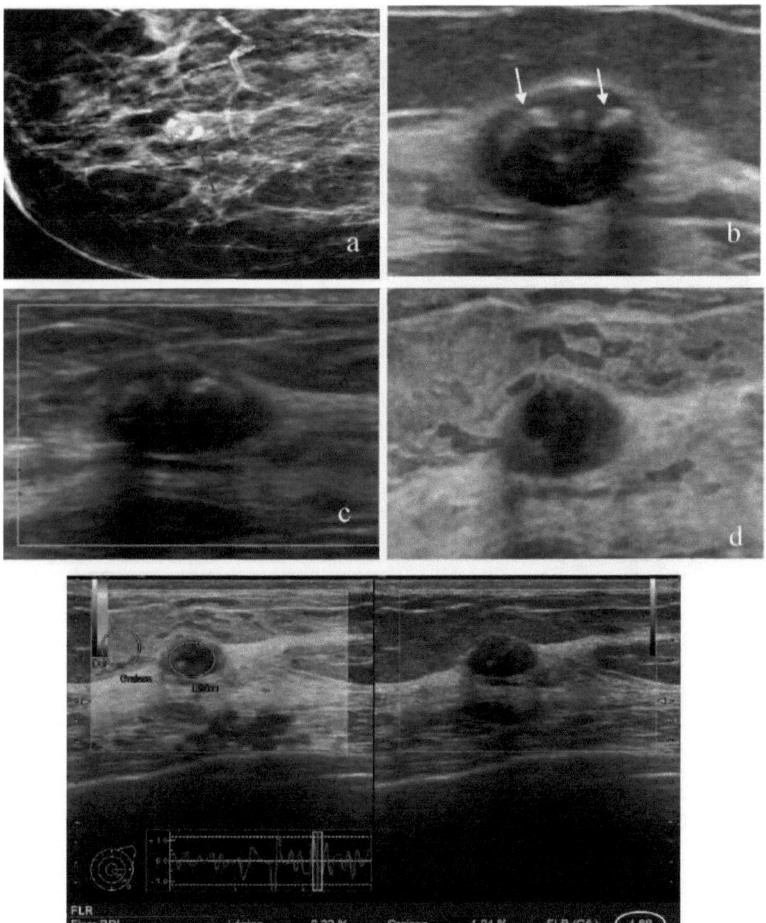

Fig. 26. Fibroadenoma hialinizado (a) mamografia. Massa isodensa com calcificações periféricas em forma de pipoca (seta). (b) Ecografia em modo B. Massa circunscrita hipoecogénica com calcificações (setas) (b) Doppler a cores. Massa não vascularizada. (c+d) Elastografia. Massa dura, índice de elasticidade 4 e rácio de elasticidade 4,68.

Os diferentes tipos de fibroadenoma e a sua imagiologia estão resumidos na

Tableau 1. Imagerie distinctive des différentes variantes de du fibroadénome.

Fibroadénomes	Spécificité	Mammographie	Échographie	Doppler couleur	Élastographie	IRM
Fibroadénome simple	Caractéristiques classiques Pas d'atypie Pas de mitose	Masse ovale, aux contours circonscrits	Masse ovale, homogène, aux contours circonscrits, isoéchogène, orientation parallèle	Vascularisé (vaisseaux nourriciers, capsulaires, segmentaires)	Masse souple	Septas internes en hyposignal T1, T2, non rehaussés
Fibroadénome juvénile	Adolescente Indolore Croissance rapide	Non nécessaire	Pas de caractéristiques distinctives	Hypervascularisation	Pas de caractéristiques distinctives	Hypersignal T2
Fibroadénome géant	Femme en préménopause Croissance rapide	Similaire au fibroadénome juvénile	Similaire au fibroadénome juvénile	Similaire au fibroadénome juvénile	Pas de caractéristiques distinctives	Similaire au fibroadénome juvénile
Fibroadénome complexe	Histologie : kystes, calcifications épithéliales, adénose sclérosante, métaplasie apocrine Augmente le risque de cancer du sein	Pas de caractéristiques distinctives	Échostructure, hétérogène, forme et contours irréguliers, renforcement, postérieur, kystes et calcifications	Pas de caractéristiques distinctives	Pas de caractéristiques distinctives	Pas de caractéristiques distinctives
Fibroadénome myxoïde	Matrice myxoïde ± associé au syndrome Carney	Pas de caractéristiques distinctives	Important renforcement postérieur	Pas de caractéristiques distinctives	Pas de caractéristiques distinctives	Hypersignal T2, rehaussement rapide et homogène
Fibroadénome cellulaire	Cellularité stromale élevée Problème diagnostique avec les tumeurs phyllodes	Pas de caractéristiques distinctives	Pas de caractéristiques distinctives	Pas de caractéristiques distinctives	Pas de caractéristiques distinctives	Pas de caractéristiques distinctives
Fibroadénome hyalinisé	Femme âgée Faible cellularité stromale et plus de sclérose	Calcifications grossières	Échostructure hétérogène, forme et contours irréguliers, atténuation acoustique postérieure, calcifications	Plus souvent avasculaire	Plus dure que les autres cariantes	Rehaussement faible et lent

1.6. O que fazer

É necessário ter em conta uma série de factores para fazer a melhor escolha para o tratamento dos fibroadenomas, incluindo a idade da doente, a história familiar de cancro da mama, a sintomatologia, o tamanho e a progressão, bem como o desconforto físico e psicológico causado.

Existem várias formas de monitorizar e gerir a doença, incluindo a vigilância, a excisão cirúrgica ou por macrobiópsia e a terapia por ultra-sons.

2. Tumores filodes

Os tumores filodes da mama são tumores fibroepiteliais raros que representam menos de 1% dos tumores da mama e 2,5% dos tumores fibroepiteliais. A incidência de phyllodes é baixa, variando entre 0,3% e 0,9% de todos os tumores da mama [52, 53]. Os tumores filodes foram descritos por Muller em 1838 com o nome de cistossarcoma filodes. Phyllodes deriva do latim phyllodium que significa "folha" [54]. Trata-se de um grupo heterogéneo de tumores com prognósticos variáveis. Em 1982, a Organização Mundial de Saúde classificou os tumores filodes em benignos, limítrofes e malignos de acordo com as suas caraterísticas histopatológicas (Tabela 2) [55]. Os tumores filodes benignos são os mais comuns, representando entre 35% e 64%, os tumores filodes limítrofes representam entre 7% e 40% dos casos, enquanto os tumores filodes malignos representam até 30% [56, 57]. É difícil diferenciar os tumores phyllodes de outros tumores da mama antes da cirurgia. A taxa de recorrência é de 21% para todos os filódios, 10-17% para os filódios benignos, 14-25% para os filódios limítrofes e 23-30% para os filódios malignos [58]. Apenas 2% dos tumores de filódios são metastáticos, principalmente para os pulmões e os ossos, raramente para os gânglios linfáticos. Praticamente só os tumores filodes malignos podem metastizar, aproximadamente 22% dos tumores filodes malignos. Não são encontradas metástases em tumores de filódios limítrofes ou benignos.

Lumpectomia alargada com uma margem de segurança mínima de 10 mm para o tratamento de filódios limítrofes e benignos e mastectomia para filódios malignos.

Tabela 2. Classificação da OMS dos tumores filodes de acordo com as caraterísticas histológicas

Tumor de Phyllodes/ Histologia	Benigno	Limítrofe	Maligno
Grau de hipercelularidade do estroma	Minime	Moderado	Marcado
Pleomorfismo nuclear	Minime	Moderado	Marcado
Número de mitoses	≤ 4/10 campos com grande ampliação	5 a 9/10 campos com grande ampliação	≥ 10/10 campos com grande ampliação
Margem do tumor	Circunscrito	Intermediário	Invasivo
Arquitetura do estroma.	Distribuição uniforme	Expansão heterogénea	Crescimento estromal acentuado

2.1. Epidemiologia e factores de risco

Os tumores phyllodes podem ocorrer em qualquer idade, com um pico de incidência entre os 30 e os 40 anos de idade. A idade média dos tumores phyllodes é de 45 anos, variando entre 9 e 93 anos [59-62]. É uma patologia exclusivamente feminina, com apenas dez casos relatados na literatura de tumores phyllodes em homens, frequentemente acompanhados de ginecomastia [63-65]. A etiologia dos tumores phyllodes permanece desconhecida e os factores de risco ainda não estão claramente identificados. No entanto, as mulheres latinas e da Ásia Oriental que nasceram na América Central ou do Sul e vivem nos Estados Unidos têm um risco mais elevado [61, 65-67]. Além disso, as mutações genéticas nas regiões cromossómicas +1q, +5p, +7, +8, 9p, 10p, 6 e 13 estão correlacionadas com tumores filodes limítrofes e malignos [78]. Poucos estudos mostraram uma associação entre a história familiar e os tumores filodes [69, 70].

Os tumores Phyllodes afectam principalmente mulheres nulíparas [71, 72]. O estado da menopausa continua a ser uma noção debatida. Alguns estudos demonstraram que não existe qualquer relação entre os tumores filodes e o período da menopausa. Outros sugerem que os tumores filodes são mais frequentes em mulheres genitalmente activas do que em mulheres pós-menopáusicas [73].

Por outro lado, vários estudos demonstraram que existe uma relação entre o estado da menopausa e o grau de malignidade do tumor. No estudo de Kapiris et al [74], 40% das pacientes com filódios malignos estavam na pós-menopausa.

2.2. Clínica

Os tumores phyllodes apresentam-se como uma massa palpável e indolor em 90% dos casos. O crescimento rápido de uma massa pré-existente conhecida ao longo de vários anos pode sugerir o diagnóstico de um tumor phyllodes. Um tumor phyllodes é geralmente multilobular e não adere ao plano profundo. O tamanho dos tumores phyllodes varia entre 0,5 e 30 cm, com uma média entre 5 e 7,2 cm [75, 76]. O tamanho do tumor superior a 3 cm foi correlacionado com malignidade em vários estudos [77].

Em alguns casos, pode ser observada uma descoloração azulada da pele, bem como ulceração da pele oposta ao tumor com dilatação venosa, retração do mamilo e adenopatia axilar, o que é raro e representa menos de 5% dos doentes [7880].

Em conclusão, suspeita-se de tumores filodes na presença de uma massa redonda no exame clínico, com crescimento rápido e ≥ 3 cm de tamanho.

2.3. Histologia

2.3.1. Macroscopia

Macroscopicamente, não há nada que distinga um tumor filodes de um fibroadenoma. Apresenta-se como uma massa redonda ou oval com contornos circunscritos, firme e saliente (fig. 27) [81]. Na secção transversal da massa, a superfície é bege ou rosa a cinzenta (fig. 27). Podem ser observadas extensões nodulares focais na superfície, entre as quais surgem fendas curvas, dando o aspeto de "botão de folha" que é mais evidente em lesões grandes, bem como áreas hemorrágicas ou necróticas (fig. 27) [81, 82].

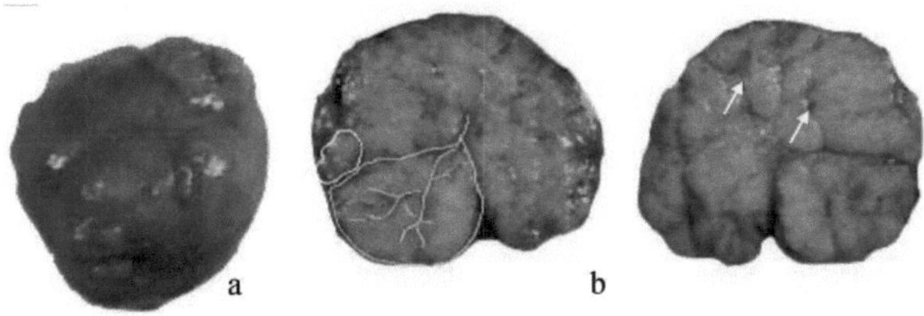

Fig. 27. Tumor de Phyllodes (a) Macroscopia. Massa redonda, circunscrita, com contornos lobulados, saliente [91]. (b) Corte seccional. Crescimento nodular (delineado a branco). Aspeto foliáceo (delineado a verde) com fendas curvas (setas) [81].

2.3.2. Microscopia

Microscopicamente, os tumores de filódios são classificados em diferentes graus pela Organização Mundial de Saúde para determinar o seu prognóstico e comportamento clínico [55]. Estes incluem os filódios benignos, limítrofes e malignos com base em critérios histológicos, incluindo a celularidade do estroma, o grau de pleomorfismo nuclear, a atividade mitótica, a margem do tumor e a arquitetura do estroma (Tabela 2) [55]. Os tumores filodes benignos representam 35% a 64% dos casos, enquanto a forma maligna representa aproximadamente 25% dos casos [56, 57, 83]. Nos tumores filodes benignos (tumores de grau I), o componente mesenquimatoso é caracterizado por uma hipercelularidade mínima, com núcleos monomórficos que apresentam mitoses raras de menos de 5/10 campos em grande ampliação [84] (fig. 28). Dependendo do grau de atipia nuclear e da atividade mitótica do componente do tecido conjuntivo, podem ser descritos tumores de filódios limítrofes ou de grau II, caracterizados por irregularidades nucleares moderadas, número de mitoses entre 5 e 9/10 campos com grande ampliação, e tumores de filódios malignos ou de grau III, que correspondem a um sarcoma, com um componente predominante de tecido conjuntivo, irregularidades nucleares acentuadas, número de mitoses superior a 10/10 campos com grande ampliação [85]. A heterogeneidade do componente mesenquimal pode dar origem a focos de metaplasia (osteocondral, adiposa).

O componente epitelial, constituído por uma dupla camada de células epiteliais e mioepiteliais, apresenta-se sob a forma de ductos alongados, situados no lado oposto às fendas, com uma distribuição periférica designada por splayed, assumindo um aspeto foliáceo, daí o nome filodes, derivado do latim "phyllodium" e do grego "phyllodes". Este componente pode ser o local de hiperplasia ductal simples ou de metaplasia cilíndrica.

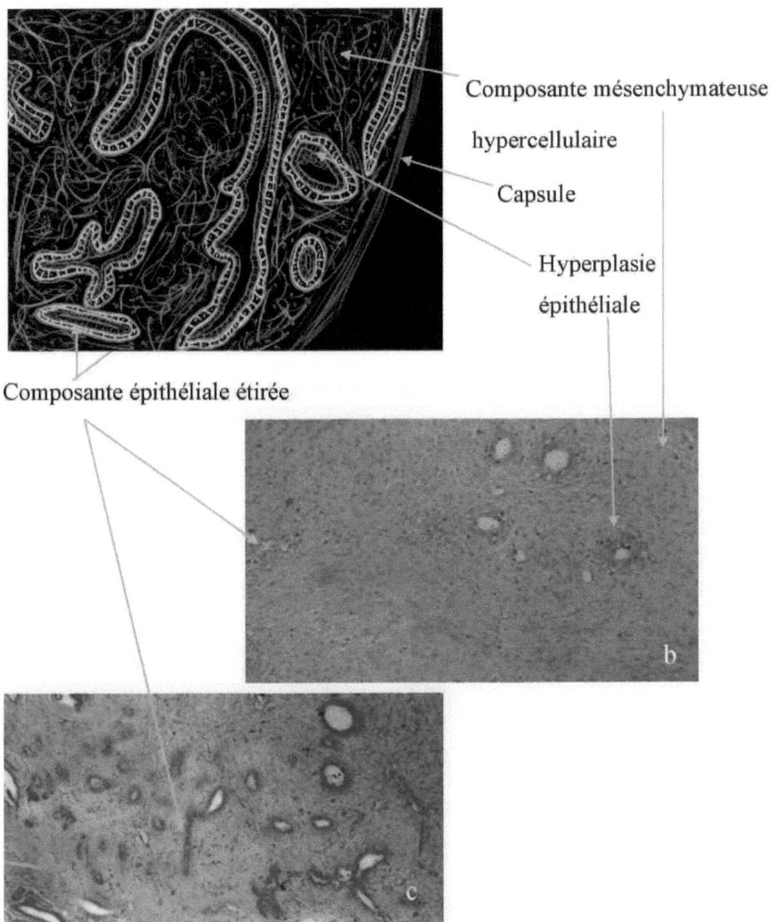

Fig. 28. Tumor filodes. Microscopia. (a) Diagrama esquemático. (b+c). Histologia.

2.4. Imagiologia

2.4.1. Mamografia

Os resultados da mamografia são inespecíficos e não permitem fazer um diagnóstico pré-operatório fiável. As caraterísticas clínicas, a taxa de crescimento do tumor e a idade da paciente também devem ser tidas em consideração.

O tumor filodes pode apresentar-se como uma massa oval ou redonda, com contornos circunscritos ou lobulados, iso ou mais frequentemente hiperdensa [65, 86] (fig. 29). Os contornos não circunscritos podem ser encontrados em tumores filodes malignos.

As calcificações são raras devido ao seu rápido crescimento, mas podem ser observadas em casos de necrose e, quando presentes, são grosseiras, semelhantes às de um fibroadenoma. Apesar da sobreposição entre as caraterísticas mamográficas dos filódios benignos e malignos, a literatura sugere que um tamanho superior a 3 cm deve levantar a possibilidade de um tumor filodes maligno [87].

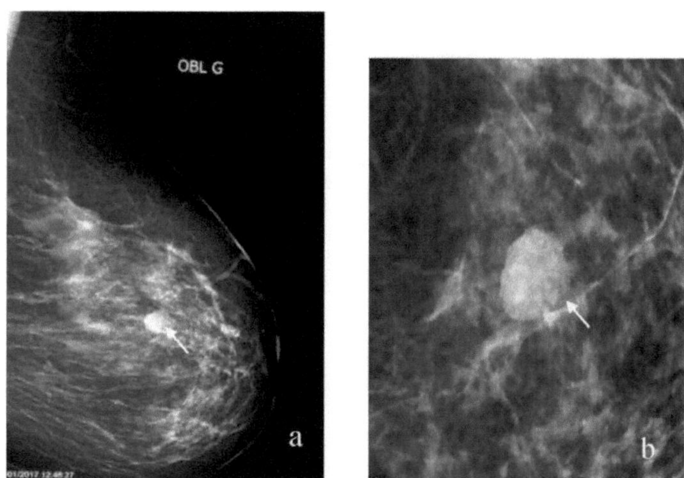

Fig. 29. Tumor Phyllodes (a) mamografia (b) ampliação.
Massa oval, lobulada, hiperdensa (setas).

2.4.2. Ultrassom de modo B

O tumor filodes apresenta-se como uma massa, de forma oval ou oral, com contornos circunscritos [88, 89]. A ecoestrutura interna é variável, geralmente hipoecóica homogénea, ou heterogénea com presença de zonas quísticas associadas a zonas hemorrágicas ou necróticas, e presença de fissuras fluidas correspondentes a estruturas ductais distendidas, sugestivas de tumor filodes [88-90] (fig. 30). A elevada celularidade do estroma destes tumores resulta geralmente em realce posterior [90] (fig. 30).

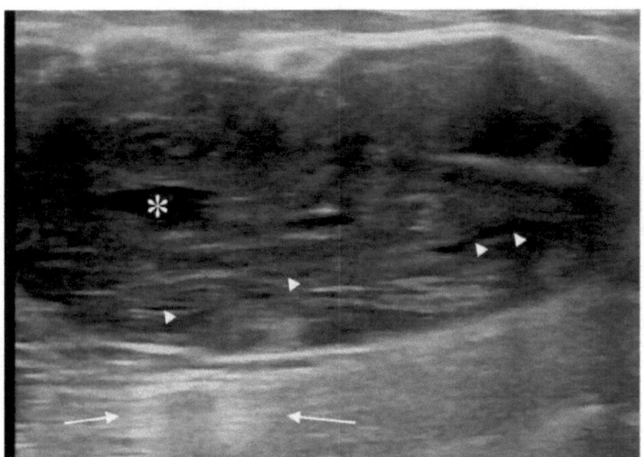

Fig. 30. Tumor de Phyllodes. Ultrassonografia. Massa ovalada de contornos macrolobulados, hipoecóica, paralela à pele, heterogénea com presença de áreas quísticas anecóicas (asterisco), bem como fendas líquidas (cabeças de setas) e realce acústico posterior (setas).

2.4.3. Doppler a cores

Os tumores filodes são frequentemente altamente vascularizados ao Doppler a cores, com vascularização central e periférica [91, 92] (fig. 31).

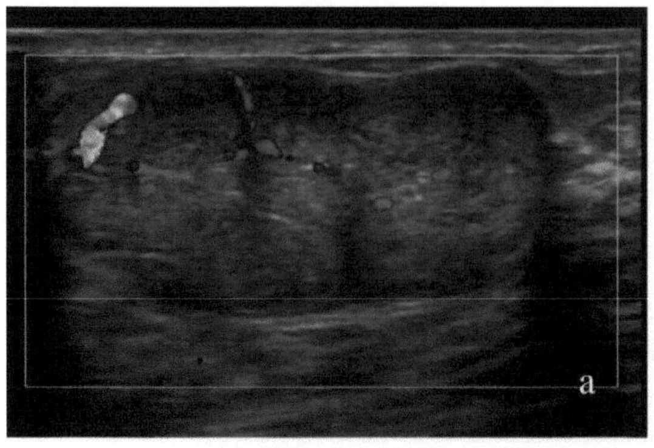

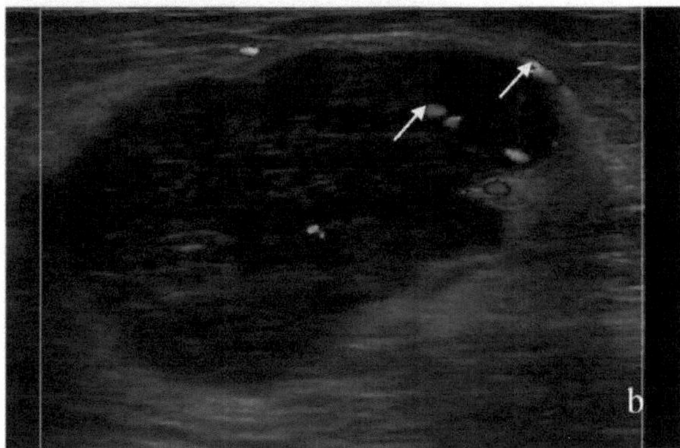

Fig. 31. Tumores filodes. Doppler a cores. Hipervascularização (setas). (a) Massa numa mulher de 21 anos. (b) Massa numa mulher de 40 anos.

2.4.4. Elastografia

A elastografia dos tumores filodes é mais discriminatória do que a ecografia de modo B, mostrando mais frequentemente uma aparência cocárdica com um centro macio e uma periferia mais dura, com um índice de Itoh 3 [93] (fig. 32).

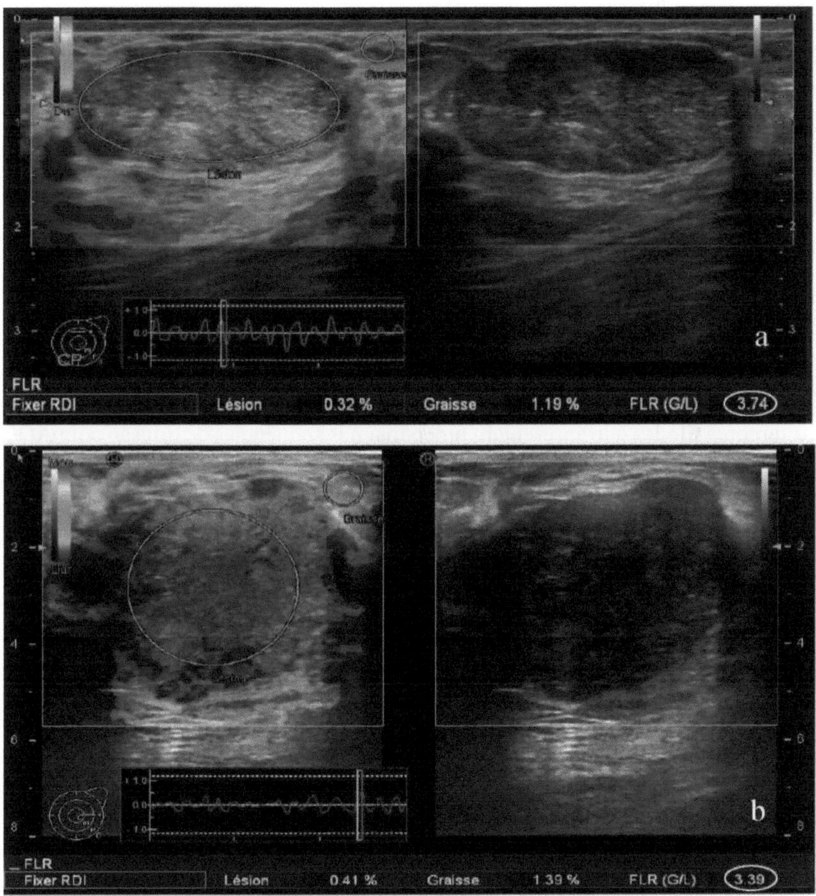

Fig. 32. Tumores de Phyllodes. Elastografia. (a) Tumor de Phyllodes numa mulher de 21 anos, dureza intermédia, índice de elasticidade 3 e razão de elasticidade estimada 3,74. (b) Tumor de Phyllodes numa mulher de 40 anos, dureza intermédia, índice de elasticidade 3 e razão de elasticidade estimada 3,39.

2.4.3. RMN

Embora a ressonância magnética (RM) seja extremamente sensível na deteção do cancro da mama, continua a ser difícil diferenciar os tumores filodes de outros tipos de tumores da mama [94, 95]. Na RM, os tumores filodes apresentam-se como uma massa oval, redonda ou lobulada, com contornos circunscritos, em hipossinal nas sequências ponderadas em T1, embora a presença de um componente hemorrágico intratumoral leve a um aumento de sinal, em hipersinal T2 e STIR, com intensidade de sinal nas sequências T2 do tumor inferior ou igual ao sinal do parênquima mamário normal. Nas sequências T2, podem ser observadas fissuras líquidas intralesionais em hipersinal, que são mais frequentes em tumores benignos do que em tumores borderline ou malignos [96, 97] (fig. 33). Os tumores filodes que apresentam hipersinal nas sequências de difusão com ADC baixo sugerem mais frequentemente um tumor filodes borderline ou maligno, o que se reflecte histologicamente na hipercelularidade do estroma [98].

Nas sequências após a injeção de contraste, os três tipos de realce podem ser observados nos tumores phyllodes. Os critérios cinéticos não parecem ser discriminatórios na determinação do grau histológico dos tumores phyllodes [99, 100].

No que diz respeito à sequência de espetroscopia, vários estudos demonstraram que a espetroscopia não consegue diferenciar os tumores filodes benignos dos limítrofes e malignos [98, 101].

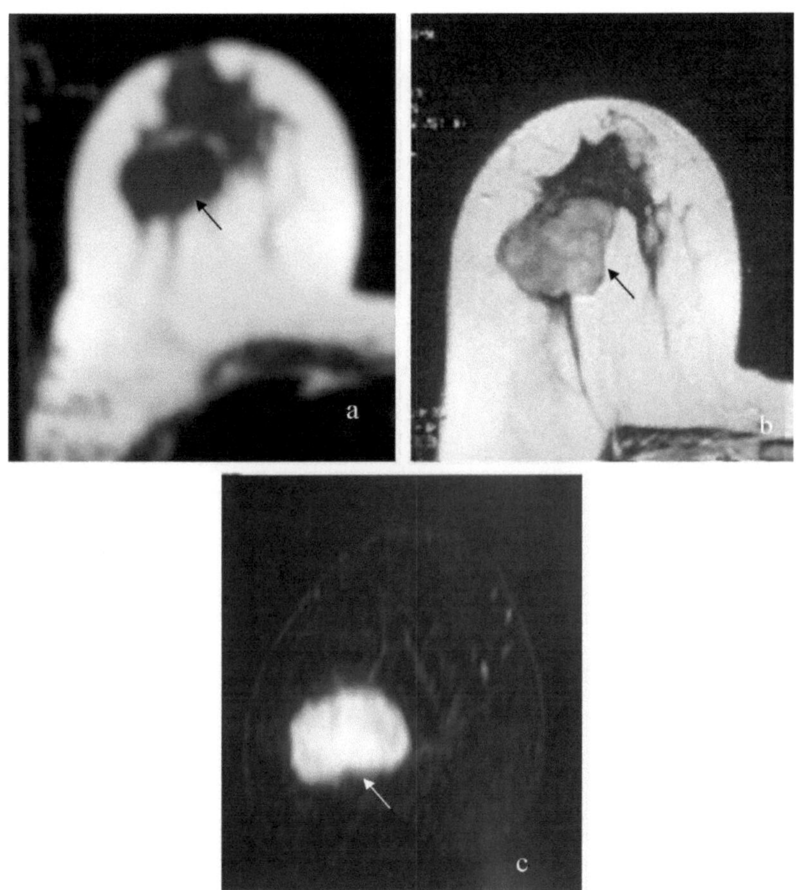

Fig. 33. Tumor de Phyllodes. RM (a) Sequência T1. (b) Sequência T2. (c) Sequência T1 injectada subtraída. Massa grosseiramente arredondada com contornos lobulados, baixo sinal T1, hipersinal T2, com realce após injeção de meio de contraste (setas).

2.5. O que fazer

O tratamento é cirúrgico, uma lumpectomia alargada com uma margem de ressecção de 10 mm para os tumores filóides benignos e limítrofes, uma mastectomia para os tumores malignos. A enucleação não é recomendada devido ao risco de recorrência.

3. Papiloma

O papiloma é uma lesão que se desenvolve intracanalmente, no lúmen de um grande ducto galactóforo retroareolar proximal, frequentemente uma única lesão, ou num ducto distal, frequentemente múltiplas lesões.

3.1. Epidemiologia

Representam 1 a 2% dos tumores da mama. A idade de aparecimento situa-se entre os 30 e os 40 anos [102]. Localiza-se nos ductos principais e mede, na maioria das vezes, entre 3 e 10 mm [103].

3.2. Clínica

Um papiloma único é normalmente revelado por um corrimento unilateral, espontâneo ou induzido, seroso ou sanguinolento, que pode ou não estar associado a uma massa palpável.

3.3. Histologia

Os papilomas caracterizam-se microscopicamente por papilas constituídas por um eixo conjuntivo-vascular delimitado por uma dupla camada de células mioepiteliais e epiteliais. O componente epitelial pode estar em hiperplasia simples e, por vezes, em metaplasia apócrina [104] (fig. 34).

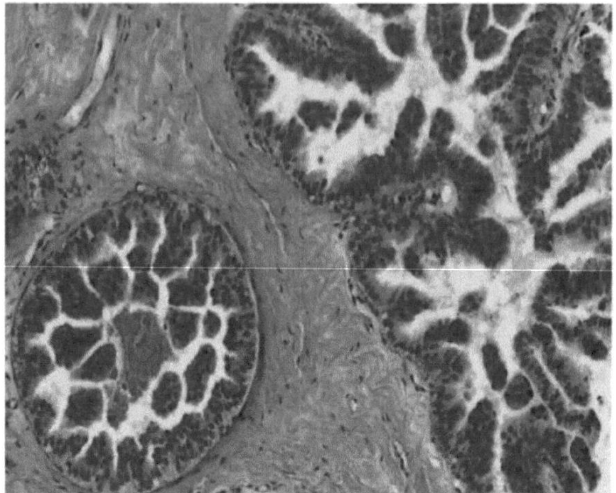

Fig. 34. Papiloma. Microscopia. Frequentemente múltiplo, localiza-se mais perifericamente no sistema ductal e caracteriza-se por eixos conjuntivos arborizados, delimitados por duas camadas de células epiteliais e mioepiteliais [105].

3.4. Imagiologia

Os papilomas muitas vezes não aparecem na mamografia e devem ser investigados por galactografia [106, 107]. Podem ser visíveis calcificações irregulares e densas, que são secundárias a fenómenos isquémicos [108, 109]. Na ecografia, o papiloma pode ser visível como uma ou mais massas ecogénicas homogéneas, com contornos mais ou menos circunscritos, dentro de uma ectasia ductal [108, 109]. No caso de dilatação dos galactóforos, apresenta uma imagem de vegetação intracística [110] (fig. 35). Mais raramente, apresenta-se como uma massa sólida na imagiologia [111] e é diagnosticada na biopsia [107] (fig. 36).

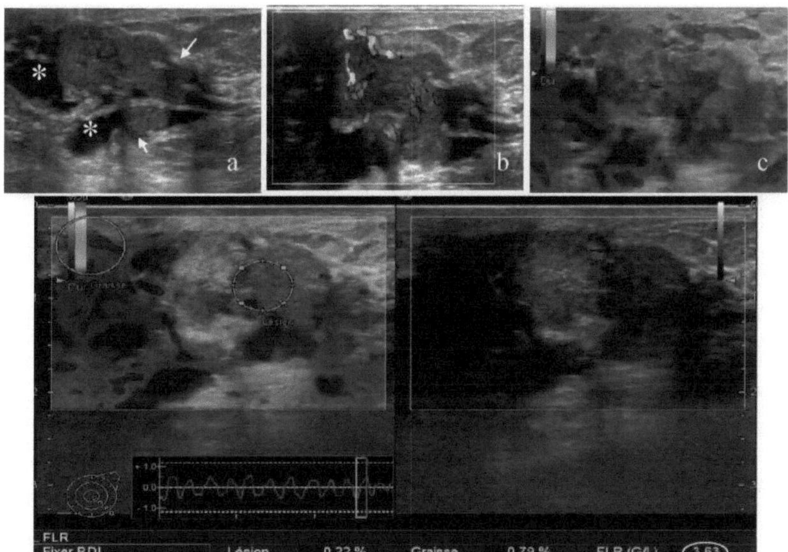

Fig. 35. Papiloma. (a) Ecografia em modo B. Massas ecogénicas (setas), localizadas num ducto dilatado anecogénico (asteriscos). (b) Doppler a cores. Massas hipervascularizadas. (c+d) Elastografia. A maior massa era de dureza intermédia, com um índice de elasticidade de 2 e um rácio de elasticidade de 3,63.

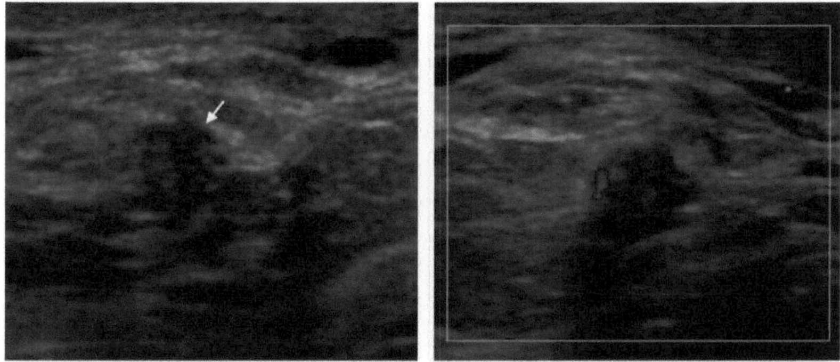

Fig. 36. Papiloma. (a) Ultrassom modo B. Massas hipoecóicas com contornos microlobulados (seta), (b) Doppler colorido. A massa é vascularizada perifericamente.

3.4. O que fazer

Devido ao risco de degenerescência, que é maior na forma distal (10-30%), e à subestimação do cancro papilar na biópsia, com uma taxa de falsos negativos de 10-20%, a excisão cirúrgica é a regra [112-114].

No caso de papilomas com menos de 15 mm, a excisão por macrobiópsia sob sucção é viável [115]. No caso de papilomas múltiplos, devido à sua extensão, é frequentemente efectuada uma segmentectomia.

4. Adenomioepitelioma

O adenomioepitelioma é um tumor muito raro. A sua incidência é, portanto, desconhecida, com apenas 4 estudos exaustivos e casos ocasionais relatados na literatura, cerca de 150 casos [116].

4.1. Histologia

Trata-se de uma lesão benigna caracterizada por uma proliferação de células mioepiteliais e de células epiteliais diferenciadas.

A nosologia desta lesão é controversa do ponto de vista radio-clínico e, sobretudo, anatomopatológico. Na maioria dos casos, desenvolve-se de forma benigna com um potencial agressivo caracterizado por múltiplas recidivas; excecionalmente, desenvolve-se de forma maligna com metástases, o que explica que alguns autores o classifiquem como um tumor mioepitelial, enquanto outros o classificam como um carcinoma mamário raro [117].

4.2. Imagiologia

Na mamografia, o tumor apresenta-se como uma massa isodensa e bem circunscrita (fig. 37).

Na ecografia, o adenomioepitelioma aparece frequentemente como uma massa circunscrita, por vezes com contornos macrolobulados. A ecoestrutura é hipoecóica e heterogénea, com uma associação de alterações microcísticas [118-123] (fig. 37).

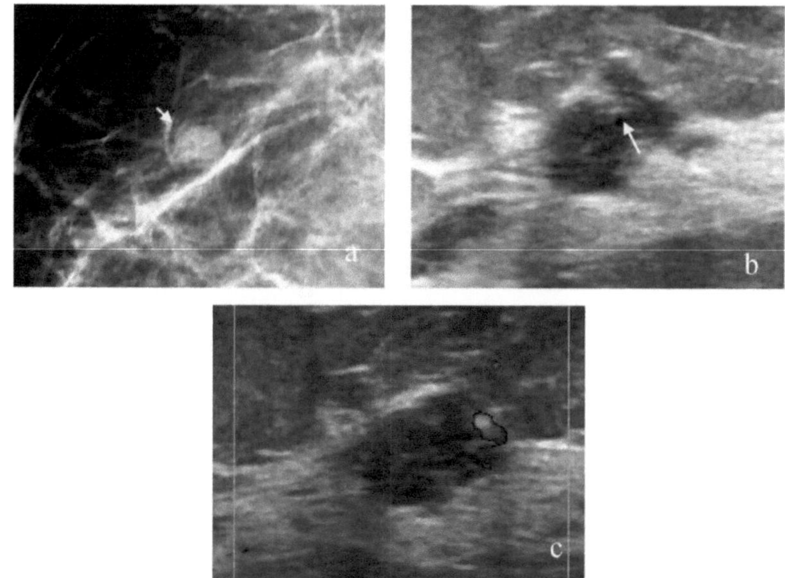

Fig. 37. Adenomioepitelioma (a) Mamografia. Massa ovalada, macrolobulada, isodensa (seta). (b) Ecografia em modo B. Massa macrolobulada, hipoecogénica, heterogénea, com alterações microcísticas (seta). (c) Doppler a cores. Massa com vascularização periférica.

4.3. O que fazer

A lesão é considerada um tumor benigno, mas devido a alguns casos de recorrência local e à distância, recomenda-se a cirurgia com uma margem saudável.

5. Hiperplasia estromal pseudoangiomatosa *(PASH)*

Também conhecida como PASH (Pseudo-Angiomatous Stromal Hyperplasia). A PASH é uma lesão mesenquimal benigna rara, descrita pela primeira vez por Vuitch et al. em 1986 [124]. Apenas cerca de 100 casos foram relatados na literatura [125]. Consiste numa proliferação de células miofibroblásticas benignas. Tem sido descrito em mulheres de todas as idades, mas principalmente em mulheres na pré-menopausa, com uma idade média de 40 anos [124, 125]. Pode ser observada em mulheres pós-menopáusicas, particularmente naquelas que recebem terapia de substituição hormonal, mas também pode ocorrer em homens, particularmente naqueles que sofrem de ginecomastia. A PASH parece ser causada por desequilíbrios hormonais [125, 126].

Este tumor é frequentemente descoberto por acaso, durante o exame histológico de uma lesão mamária [127-129]. É bastante comum, mas muitas vezes passa despercebido. No estudo de Ibrahim et al [130], entre 200 casos de mastectomia e biopsia, foram encontrados focos microscópicos de PASH em 23% dos casos.

A apresentação clínica da PASH é variável. Pode aparecer como uma massa palpável com uma consistência firme e móvel, simulando uma lesão benigna [129, 131]. Raramente, pode desenvolver-se muito rapidamente, aumentando rapidamente o volume da mama com espessamento difuso ou mesmo com um aspeto de casca de laranja, simulando uma lesão cancerosa [127].

5.1. Histologia

5.1.1. Macroscopia

Macroscopicamente, nas formas nodulares, a massa é bem limitada com uma superfície externa clara e por vezes rodeada por uma pseudocápsula, variando em tamanho de 1 a 18 cm, de cor branco-acinzentada, homogénea e de consistência firme. Em alguns casos, contém algumas cavidades quísticas sem áreas necróticas ou hemorrágicas, imitando um fibroadenoma [124, 125, 127, 132]. Nas formas difusas, a peça cirúrgica não contém uma massa detetável macroscopicamente [132].

5.1.2. Microscopia

Microscopicamente, a PASH caracteriza-se por um excesso de tecido conjuntivo colagénico devido à proliferação de células miofibroblásticas, em que as estruturas epiteliais ductais e lobulares são normais mas dispersas. O tecido conjuntivo denso forma uma rede complexa de fendas pseudovasculares anastomosadas e opticamente vazias. Estas fendas são delimitadas apenas por células miofibroblásticas fusiformes achatadas sem atipia ou mitose, por vezes dispostas concentricamente à volta dos lóbulos [124, 125, 127, 132]. O termo "pseudoangiomatoso" foi proposto para realçar o seu aspeto histológico particular, que imita a proliferação vascular (fig. 38). Existe frequentemente um problema de diagnóstico com o angiossarcoma de baixo grau, que é formado por fendas vasculares delimitadas por um endotélio vascular de células fusiformes [124, 125]. A diferenciação formal entre as duas lesões é efectuada através do estudo imunohistoquímico das células que delimitam as fendas. No angiossarcoma, o estudo imunohistoquímico mostra positividade para marcadores vasculares, CD31 e fator VIII [131]. Em contraste com o PASH, os marcadores de células endoteliais são negativos mas positivos para vimentina, Ac anti-músculo liso, CD34 e receptores de progesterona [131].

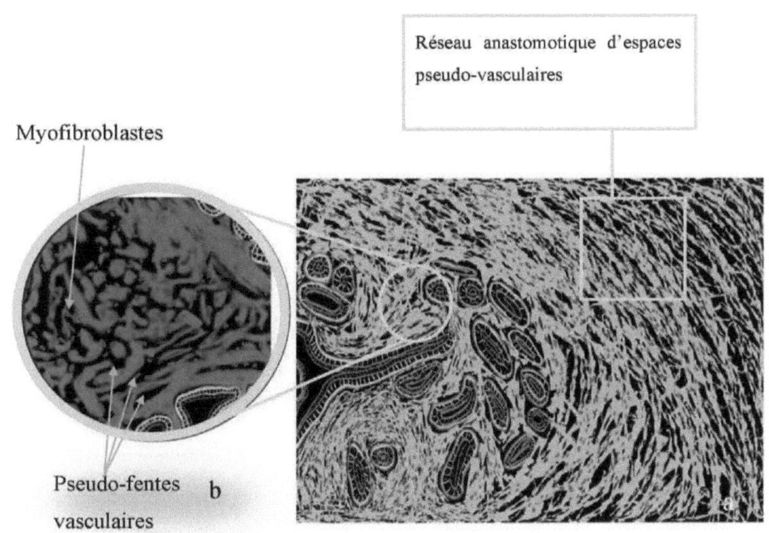

Fig. 38. PASH. Microscopia. (a) Diagrama. Rede de fissuras anastomosantes no interior do estroma fibro-hialino inter e intra-lobular. (b) Diagrama ampliado. Proliferação de células miofibroblásticas com pseudo-enxertos vasculares.

5.2. Imagiologia

Na mamografia, os sinais são variados, indo desde uma assimetria focal de densidade até uma massa oval ou redonda, geralmente circunscrita, densa, homogénea e sem calcificação [133, 134].

Na ecografia, na forma nodular, a PASH apresenta-se como uma massa, de forma oval, com contornos circunscritos, longo eixo horizontal paralelo à pele, hipoecóica, de ecoestrutura discretamente heterogénea com a presença de um componente microcístico [134] (fig. 39). A PASH tem pouca ou nenhuma vascularização ao Doppler a cores e é flexível à elastografia (figs. 40 e 41). Na ressonância magnética, a PASH é realçada após a injeção de contraste.

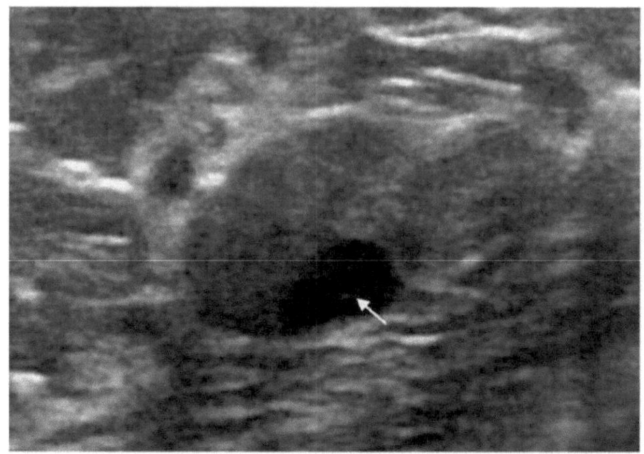

Fig. 39. PASH. Ecografia. Massa oval circunscrita com um longo eixo horizontal, ecoestrutura mais ou menos homogénea com um componente microcístico (seta).

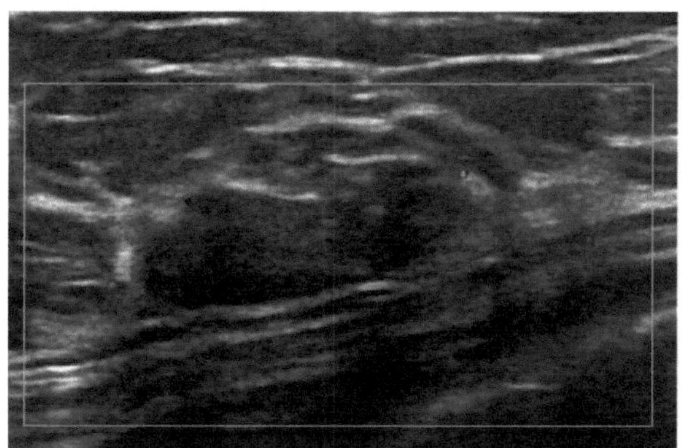

Fig. 40 PASH. Doppler a cores. Massa não vascularizada.

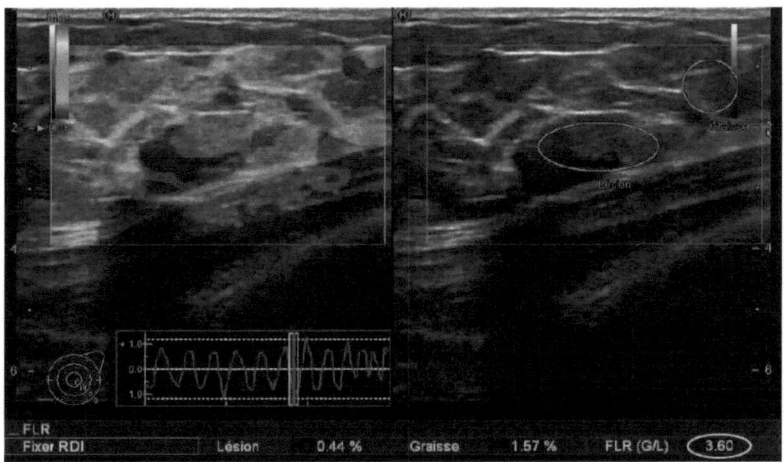

Fig. 41. PASH. Elastografia. Massa mole, índice de elasticidade 2 e rácio de elasticidade estimado 3,6.

5.3. O que fazer

O tratamento consiste na remoção cirúrgica completa, com margens histológicas saudáveis e monitorização subsequente devido ao risco de recorrência, que é frequente nos primeiros três anos em até 20% dos casos [75].

6. Hamartoma

O hamartoma corresponde ao tecido mamário normal de distribuição anárquica. É uma lesão benigna rara da mama, representando aproximadamente 4,8% de todas as lesões benignas [135] e foi descrito pela primeira vez em 1971 por Arrigoni et al [136]. Os hamartomas são compostos por uma quantidade variável de tecido glandular, fibroso e adiposo [137]. Este tumor ocorre em qualquer idade a partir da puberdade, sendo mais frequente em mulheres na pré-menopausa [138, 139]. O diagnóstico é frequentemente efectuado através da mamografia [140]. Os aspectos histológicos e radiológicos são variáveis e dependem do conteúdo de tecido adiposo [137]. É mais frequentemente assintomático, mas pode ser palpável se for grande, ou quando o componente fibro-glandular é predominante.

A identificação destas lesões permite, por um lado, evitar a excisão cirúrgica sistemática e, por outro, evitar o desenvolvimento de cancro da mama nestes tumores normalmente benignos [140].

6.1. Histologia

6.1.1. Macroscopia

Macroscopicamente, o tumor é redondo ou oval, bem definido e por vezes lobulado, rodeado por uma pseudocápsula fibrosa fina. O corte da secção mostra uma aparência fibro-glandular esbranquiçada homogénea semelhante a um fibroadenoma, uma aparência amarelada semelhante a um lipoma ou uma aparência heterogénea mista [81, 141, 142].

6.1.2. Microscopia

A microscopia mostra tecido mamário normal: tecido fibro-glandular e adiposo em proporções variáveis. As alterações fibrocísticas são comuns, mas a hiperplasia epitelial é rara na maioria das séries [135, 143, 144]. No entanto, uma série relatou hiperplasia ductal em 27% e coexistência com fibroadenomas em 12% dos casos [145]. Foram descritos apenas alguns casos de carcinoma in situ e carcinoma infiltrante desenvolvidos num hamartoma [146-149].

6.2. Imagiologia

Na imagiologia, a aparência mamográfica do hamartoma é descrita como uma aparência de "mama na mama" e uma aparência de duplo componente, claro que é o componente gordo e denso que corresponde ao tecido fibro-glandular, delimitado por uma cápsula fina, é patognomónica [150-152] (fig. 42). Quando é pequeno ou quando o componente adiposo é minoritário, o seu aspeto mimetiza o de um tumor benigno [150, 153]. Em mamas densas, o hamartoma aparece como uma assimetria focal de densidade, sem visualização da pseudocápsula, e é difícil de diagnosticar [154].

Na ecografia, os dois componentes tecidulares formam uma massa heterogénea com áreas nodulares isoecóicas com a gordura e hiperecóicas como o tecido glandular normal; a cápsula é raramente percetível (fig. 43). Ao Doppler a cores, a vascularização do hamartoma é idêntica à da glândula mamária normal (fig. 44). A massa é muito flexível à elastografia, quase tão dura como a gordura subcutânea [150, 152, 155-157] (fig. 45).

Na RM, o componente adiposo é visível nas sequências morfológicas como hipersinal em T1 e T2, com queda de sinal nas sequências de saturação de gordura. Após injeção de contraste, o componente fibroglandular do hamartoma realça da mesma forma que o parênquima mamário adjacente, por vezes ligeiramente mais, mas sem cinética de realce pejorativo ou wash-out [149, 158, 159].

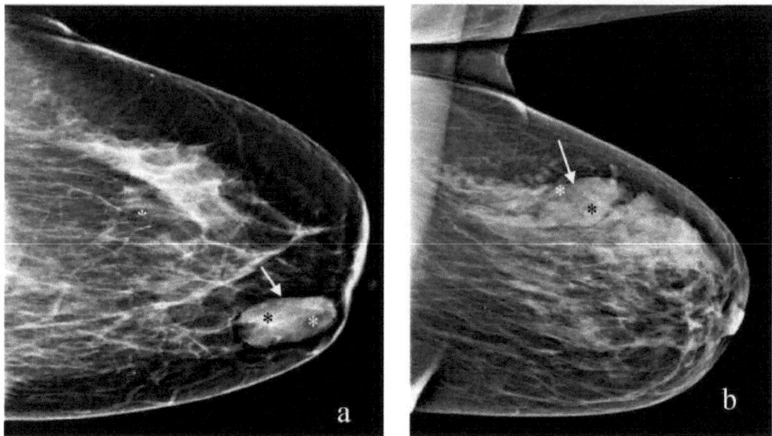

Fig. 42. Hamartoma. Mamografia (a) vista frontal (b) vista oblíqua. Massa oval circunscrita do QSI, com duplo componente: claro (gordura) (asterisco branco) e denso (tecido fibroglandular) (asterisco preto), delimitada por uma fina cápsula (seta).

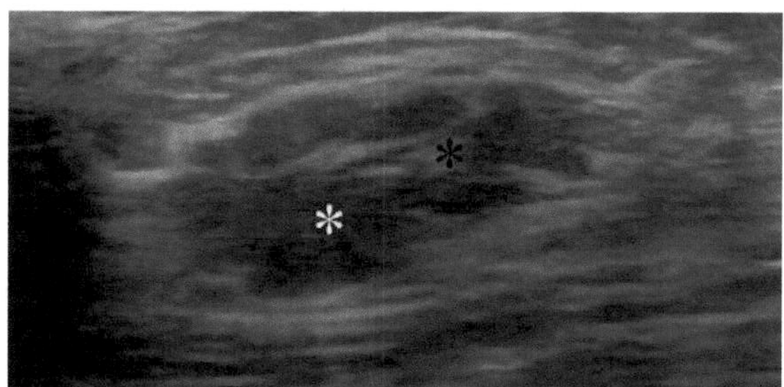

Fig. 43. Hamartoma. Ultrasonografia. Massa de ecoestrutura mista, hipoecogénica mas isoecogénica para a gordura (asterisco branco) e hiperecogénica mas isoecogénica para a glândula mamária normal (asterisco preto). Note-se que a cápsula não pode ser distinguida.

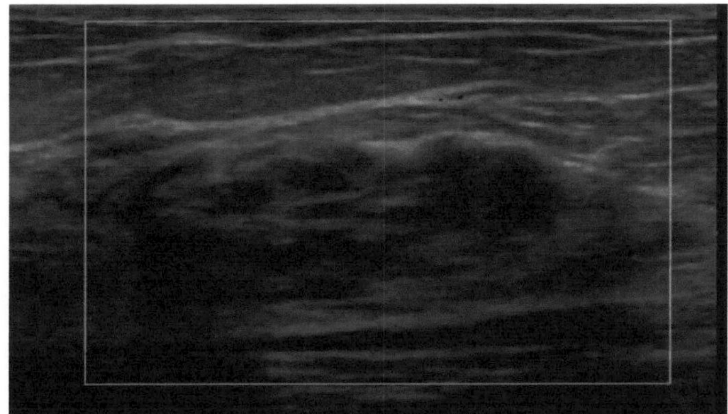

Fig. 44. Hamartoma. Doppler colorido. Massa avascular.

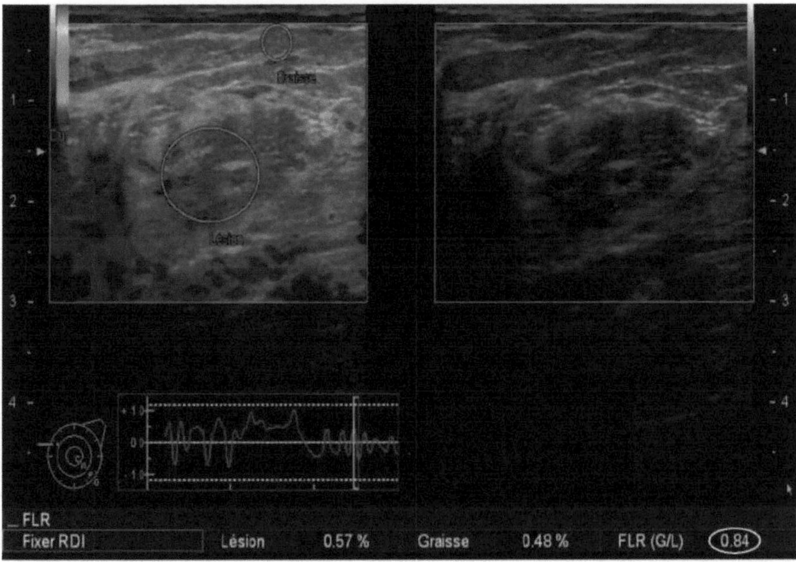

Fig. 45. Hamartoma. Elastografia. Massa muito flexível, índice de elasticidade 1 e rácio de elasticidade estimado em 0,84, praticamente a mesma dureza da gordura subcutânea.

6.3. O que fazer

Não é recomendado qualquer acompanhamento ou tratamento para os hamartomas [160].

A remoção cirúrgica está indicada em caso de desconforto ou deformação da glândula mamária [160]. A transformação maligna dos hamartomas é muito rara [146-149]. Os casos raros de carcinoma in situ ou de carcinoma infiltrante nos hamartomas devem ser tratados como uma lesão cancerosa.

7. Tumores benignos mais raros

7.1. Tumores amilóides [161, 162]

São excepcionais. Aparecem como uma massa palpável, firme e mal definida. A mamografia pode mostrar uma massa grande e específica. A ecografia mostra uma massa com contornos circunscritos, por vezes irregulares. A sua ecoestrutura é heterogénea, combinando zonas hipo e hiperecogénicas, com atenuação parcial posterior oposta às zonas mais ecogénicas. Os tumores amilóides recidivam por vezes após biópsia e excisão.

7.2. Adenoma lactante

O adenoma da lactação é uma lesão benigna que ocorre durante a gravidez ou no pós-parto. A sua verdadeira natureza é controversa. Alguns autores sugerem que se trata de uma variante de fibroadenoma, adenoma tubular ou hiperplasia lobular com alterações associadas à gravidez. Histologicamente, é uma proliferação lobular bem circunscrita, constituída por um agregado compacto de lóbulos e hiperplasia secretora. Caracteristicamente, regride de forma espontânea. Pode sofrer alterações necróticas e inflamatórias.

7.2.1. Imagiologia

Na mamografia, um adenoma em lactação apresenta-se geralmente como uma massa semelhante a um fibroadenoma, de forma oval, com o seu eixo longo paralelo à pele e contornos regulares. Na ecografia, a lesão é heterogénea (fig. 46). Em alguns casos, existem áreas de gordura no interior da lesão, sugestivas do diagnóstico, que são radiolucentes na mamografia e ecogénicas na ecografia. Estas áreas correspondem à gordura do leite segregada como resultado da hiperplasia. Em alguns casos, pode apresentar aspectos mais equívocos, particularmente nos casos de necrose [163-165].

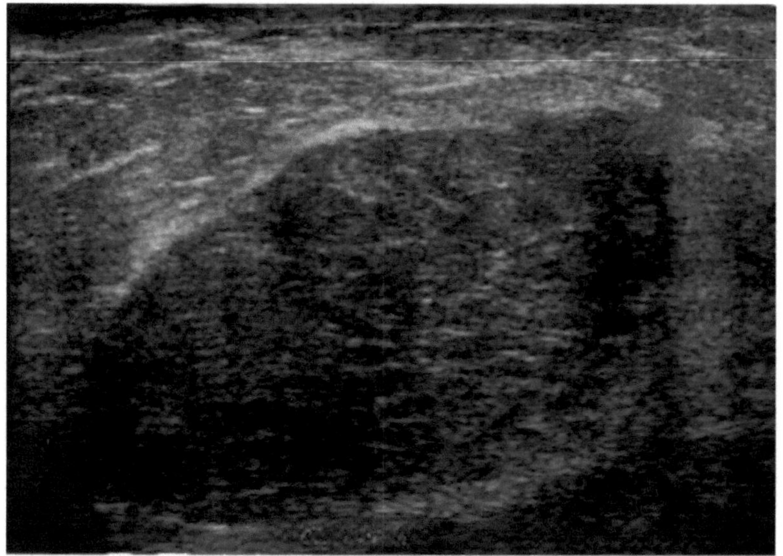

Fig. 46. Adenoma em lactação. Modo de ultrassom B. Massa hipoecóica heterogênea com contornos discretamente indistintos em uma mulher grávida.

7.3. Papilomatose juvenil

Trata-se de uma condição rara em adolescentes e mulheres jovens, descrita histologicamente em 1980 por Rosen et al [166] e ultra-sonograficamente por Kersschot et al [167].

7.3.1. Histologia

Combina lesões de hiperplasia epitelial florida, por vezes atípica, e lesões microcísticas com revestimento epitelial metaplásico papilar e apócrino.

7.3.2. Clínica

O tumor é frequentemente palpável, firme, móvel, inespecífico, mas doloroso, e é descoberto numa mulher jovem, geralmente entre os 15 e os 35 anos de idade. É comum haver uma história familiar de cancro da mama [168]. O cancro da mama pode estar associado à descoberta do tumor.

7.3.3. Imagiologia

A mamografia revela uma massa arredondada ou oval com um contorno lobulado. Podem estar associadas microcalcificações [169].

Na ecografia, é encontrada uma massa sólida circunscrita ou macrolobulada, de duplo componente, com alterações microcísticas predominantes na parte periférica da massa [170] (fig. 47). Mais raramente, a massa pode ter um aspeto mal definido, heterogéneo e suspeito de malignidade.

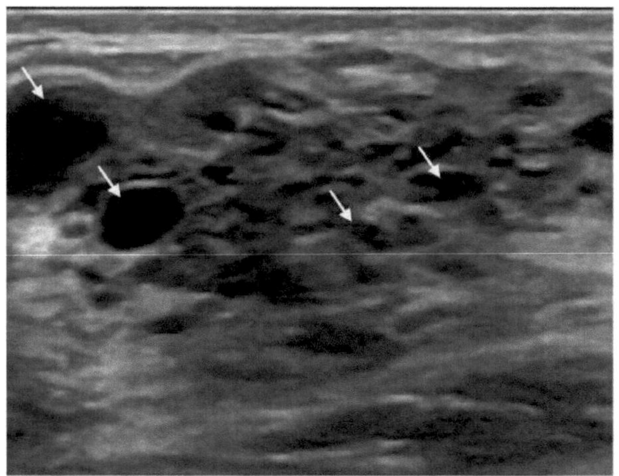

Fig. 47. Papilomatose juvenil. Massa complexa de múltiplos microcistos (setas) [171].

7.3.4. O que fazer

A remoção cirúrgica é recomendada como medida preventiva, devido ao elevado risco de cancro da mama. Pensa-se que esta lesão é um marcador fenotípico de predisposição genética para o cancro da mama [172].

Referências

1. Couturaud B, Fitoussi A. Anatomia/cirurgia do cancro da mama. Tratamento conservador, oncoplastia. Techniques chirurgicales gynécologie. Elsevier Masson; 2011; 4-7.

2. Chu B, Crystal P. Imagiologia de lesões fibroepiteliais: um ensaio pictórico. Can Assoc Radiol J 2012;63:135-145.

3. Hughes, L., Mansel, R., & Webster, D. T. (1987). Aberrações do desenvolvimento e involução normais (ANDI): uma nova perspetiva sobre a patogénese e a nomenclatura das doenças benignas da mama. The Lancet, 330 (8571), 1316-1319.

4. Tavassoli FA Pathology of the breast, 2ª edn. Appleton & Lange, Stamford, CT, 1999.

5. Goehring C e Morabia A. Epidemiologia da doença benigna da mama, com especial atenção para os tipos histológicos. Epidemiologic reviews, 1997, vol. 19, no 2, p. 310327.

6. Felecia Cerrato e Brian I. Labow. Diagnóstico e tratamento de fibroadenomas na mama adolescente. Seminários em Cirurgia Plástica, vol. 27, no. 1, fevereiro de 2013,

7. Noguchi S., Motomura K., Inaji N. e Imaoka S. Clonal analysis of fibroadenoma and phyllodes tumor of the breast. Cancer Research, vol. 53, no 17, 1993.

8. Greenberg R., Skornick Y. e Kaplan O. *Tratamento da mama fibroadenomas*. Journal of General Internal Medicine, vol. °13, n 9, 1998, p. 640645

9. Maleeha Ajmal, Myra Khan e Kelly Van F ossen, Stat Pearls, Stat Pearls Publishing, 2021.

10. Robert A Philibert e Anup Madan. Role of MED12 in transcription and human

behavior (Papel do MED12 na transcrição e no comportamento humano). Pharmacogenomics, vol. 8, no 8, 2007.

11. Michelle Lee e Hooman T Soltanian. Fibroadenomas da mama em adolescentes: perspectivas actuais. Adolescent Health, Medicine and Therapeutics, vol. 6, 2015.

12. Courtillot C, Plu-Bureau G, Binart N, Balleyguier C, Sigal-Zafrani B, Goffin V, Kuttenn F, Kelly PA, Touraine P. Doenças benignas da mama. J Mammary Gland Biol Neoplasia. 2005 Oct;10(4):325-35.

13. Dent DM, Cant PJ. Fibroadenoma. World J Surg. 1989 Nov-Dez;13(6):706-10.

14. Ajmal M, Khan M, Van Fossen K. Fibroadenoma da mama. 2022.

15. Herin M. Atlas patologia geral. 2002 ; p 67.

16. Oluwole SF, Freeman HP. Análise das lesões benignas da mama em negras. Am. J. Surg. junho de 1979;137.

17. Krings G, Bean GR, Chen YY. Lesões fibroepiteliais; o espetro da OMS. Semin Diagn Pathol 2017;34:438-52.

18. Stavros AT. Nódulos sólidos benignos: diagnósticos patológicos específicos. In: Stavros AT, editor. Ultrassonografia da mama. Philadelphia: Lippincott Williams & Wilkins; 2004. p. 528-96.

19. Cole-Beuglet C, Soriano R, Kurtz AB, et al. Ultrassom, mamografia de raios X e histopatologia de cistossarcoma filoide. Radiologia 1983;146:481-6.

20. Strano S, Gombos EC, Friedland O, et al. Imagem Doppler a cores de fibroadenomas da mama com correlação histopatológica. J Clin Ultrasound 2004;32:317-22.

21. Hochman MG, Orel SG, Powell CM, et al. Fibroadenomas: variedade de aparências de RM com correlação radiológica-histopatológica. Radiologia 1997;204: 1239.

22. Davis S, Wallace A. Uma jovem de 19 anos com síndrome de insensibilidade

total aos androgénios e fibroadenoma juvenil da mama. Breast J 2001;7:430-3.

23. Chung EM, Cube R, Hall GJ, et al. Dos arquivos da AFIP: massas mamárias em crianças e adolescentes: correlação radiológica-patológica. Radiographics 2009; 29:907-31.

24. AbdelHadi M. Fibroadenoma juvenil gigante: experiência de um hospital universitário. J Family Community Med 2005;12:91-5. https://doi.org/10.1055/s-0033-1343992.

25. Virginie Grouthier. Seguimento prospetivo de 60 mulheres com poliadenomatose mamária: descrição radiológica e factores associados à sua evolução. Medicina e Patologia Humana. 2015. dumas-01223448.

26. Chu B, Crystal P. Imagiologia de lesões fibroepiteliais: um ensaio pictórico. Can Assoc Radiol J. 2012 May;63(2):135-45.

27. Cerrato F, Labow BI. Diagnóstico e tratamento de fibroadenomas na mama adolescente. Semin Plast Surg 2013;27:23-5. https://doi.org/10.1055/s-0033-1343992.

28. Mendelson EB, Bohm-Velez M, Berg WA, et al. ACR BI-RADS atlas, breast imaging reporting and data system. Reston (VA): Colégio Americano de Radiologia; 2013.

29. Kim SJ, Park YM, Jung SJ, et al. Aparências ecográficas do fibroadenoma juvenil da mama. J Ultrasound Med 2014;33:1879-84.

30. Baxi M, Agarwal A, Mishra A, et al. Múltiplos fibroadenomas juvenis gigantes bilaterais da mama. Eur J Surg 2000;166:828-30.

31. Hanna RM, Ashebu SD. Fibroadenoma gigante da mama numa população árabe.
Australas Radiol 2002;46:252-6. https://doi.org/10.1046zj.1440-1673.2002.01054.x.

32. Sharma S, Rana BP. Fibroadenoma gigante da mama: um dilema diagnóstico numa mulher de meia-idade. Adv Cytol Pathol 2017;2:109-12.

33. Arowolo OA, Akinkuolie AA, Adisa AO, et al. Fibroadenoma gigante que se apresenta como um cancro da mama com fungos numa adolescente nigeriana. Afr Health Sci 2013;13:162-5.

34. Dupont WD, Page DL, Parl FF et al. Risco a longo prazo de cancro da mama em mulheres com fibroadenoma. The New England Journal of Medicine. 1994 ; 331 :10-5.

35. Kuiper A, Mommers EM, Wall E, et al. Histopatologia do fibroadenoma da mama. Am J Clin Pathol 2001;115:736-42.

36. Dupont WD, Page DL, Parl FF, et al. Risco a longo prazo de cancro da mama em mulheres com fibroadenoma. N Engl J Med 1994;331:10-5.

37. Greenberg R, Skornick Y, Kaplan O. Tratamento dos fibroadenomas da mama. J Gen Intern Med 1998;3:640-5.

38. Sklair-Levy M, Sella T, Alweiss T, et al. Incidência e tratamento de fibroadenomas complexos. AJR Am J Roentgenol 2008;190:214-8.

39. Rosen PP. Neoplasia fibroepitelial. In: Rosen PP, editor. Rosen's breast pathology. 2nd ed. Philadelphia: Lippincott Williams & Wilkins; 2001. p.163-200.

40. Pinto J, Aguiar AT, Duarte H, et al. Fibroadenomas simples e complexos: existem caraterísticas ecográficas que os distingam? J Ultrasound Med 2014;33:415-9.

41. Lozada JR, Burke KA, Maguire A, et al. Os fibroadenomas mixóides diferem dos fibroadenomas convencionais: um estudo gerador de hipóteses. Histopatologia 2017; 71:626-34.

42. Koerner FC. Fibroadenoma mixoide. Em problemas de diagnóstico em patologia mamária. Filadélfia: W.B. Saunders; 2009. p. 321-7.

43. Koerner FC. Tumor de Phyllodes. In: Koerner FC, editor. Diagnostic Problems in Breast Pathology (Problemas de diagnóstico em patologia da mama). Philadelphia, PA: Saunders, Elsevier; 2009. pp. 329-41.

44. Courcoutsakis NA, Tatsi C, Patronas NJ, et al. O complexo de mixomas, pigmentação irregular da pele e hiperatividade endócrina (complexo de Carney): achados imagiológicos com correlação clínica e patológica. Insights Imaging 2013;4:119-33.

45. Klinger K, Bhimani C, Shames J, et al. Fibroadenoma: da avaliação por imagem ao tratamento. J Am Osteopath Coll Radiol 2019; 8: 17-30.

46. Edwards T, Jaffer S, Szabo JR, et al. Fibroadenoma celular em biópsia por agulha grossa: recomendações de gestão para o radiologista. Clin Imaging 2016;40:587-90.

47. Lawton TJ, Acs G, Argani P, et al. Variabilidade interobservadores por patologistas na distinção entre fibroadenomas celulares e tumores phyllodes. Int J Surg Pathol 2014;22:695-8.

48. Foster ME, Garrahan N, Williams S. Fibroadenoma da mama: um estudo clínico e patológico. J R Coll Surg Edinb 1988;33:16-9.

49. Sewell CW. Patologia das doenças benignas e malignas da mama. Radiol Clin North Am 1995;33:1067-84.

50. Lanyi M. Diagnosis and differential diagnosis of breast calcifications (Diagnóstico e diagnóstico diferencial das calcificações da mama). Nova Iorque, NY: Springer-Verlag; 1988. p. 145-56.

51. Morris EA. Breast magnetic resonance imaging lexicon (Léxico da imagem por ressonância magnética da mama). Em: Morris EA, Liberman L, editores. Breast MRI. Nova Iorque- NY: Springer; 2005. p. 51-78.

52. Dyer NH, Bridger JE, Taylor RS: Cystosarcoma phylloides. Br J Surg. 1966, 53:450-455. 10.1002/bjs.1800530517

53. Buchanan EB: Cystosarcoma phyllodes and its surgical management. Am Surgeon. 1995, 61:350-355.

54. Müller JP: Ueber den feinern Bau und die Formen der krankhaften Geschwülste . von Dr Johannes Müller..g. reimer. 1838.

55. Azzopardi JG, Chepick OF, Hartmann WH, et al: The World Health Organization histological typing of breast tumors-segunda edição. Am J Clin Pathol. 1982, 78:806-816.

56. Cheng SP, Chang YC, Liu TP, et al: Tumor filodes da mama: o desafio persiste. World J Surg. 2006, 30:1414-1421. 10.1007/s00268-005-0786-2

57. Chaney AW, Pollack A, Mcneese MD, et al: Tratamento primário do cistossarcoma filodes da mama. Cancer. 2000, 89:1502-1511.

58. Barth RJ, Wells WA, Mitchell SE, et al: Um estudo prospetivo e multi-institucional de radioterapia adjuvante após ressecção de tumores filodes malignos. Ann Surg Oncol. 2009, 16:2288- 2294.

59. Notícias sobre tumores da mama não-metastáticos; CNGOF 2013.

60. Belkacemi Y, Bousquet G, Marsiglia H, Ray-Coquard I, Magne N, Malard Y et al. Phyllodes tumor of the breast. Int J Radiat Oncol Biol Phys 2008;70:492-500.

61. Bernstein L, Deapen D, Ross RK: A epidemiologia descritiva dos tumores filodes cistossarcoma malignos da mama. Cancer. 1993, 71:3020-3024.

62. Wang Y, Zhu J, Gou J, et al: Tumores Phyllodes da mama em 2 irmãs: relato de caso e revisão da literatura. Medicina. 2017, 96:e8552.

63. Spitaleri G, Toesca A, Botteri E, et al: Tumor filodes da mama: uma revisão da literatura e uma análise de série retrospetiva de um único centro. Crit Rev Oncol/Hematol. 2013, 88:427-436.

64. Pantoja E, Llobet RE, Lopez E: Cystosarcoma phyllodes gigantesco num homem com ginecomastia Archives of Surgery. 1976, 111:611.

65. Cohn-Cedermark G, Rutqvist LE, Rosendahl I, Silfversward C: Factores de prognóstico no quistosarcoma filodes. Um estudo clinicopatológico de 77 pacientes. Cancer. 1991, 68:2017-2022.

66. Teo JY, Cheong CS, Wong CY: Low local recurrence rates in young Asian patients with phyllodes tumours: less is more. ANZ J Surg. 2012, 82:325-328.

67. Chua CL, Thomas A, Ng BK: Cystosarcoma phyllodes-Asian variations. Aust NZ J Surg. 1988, 58:301-305.

68. Jones AM, Mitter R, Springall R, et al: Um perfil genético abrangente dos tumores filodes da mama detecta mutações importantes, heterogeneidade genética intra-tumoral e novas alterações genéticas na recorrência. J Pathol. 2008, 214:533-544.

69. Foucar CE, Hardy A, Siziopikou KP, et al: Mãe e filha com tumores filodes da mama. Clin Breast Cancer. 2012, 12:373-377. 10.1016/j.clbc.2012.07.011

70. Wang Y, Zhu J, Gou J, et al: Tumores Phyllodes da mama em 2 irmãs: relato de caso e revisão da literatura. Medicina. 2017, 96:e8552.

71. Matar N, Soumani A, Noun M, et al ; [Tumores filodes da mama, quarenta e um casos] J GynecolObstetBiolReprod1997 ;26 :32R6.78.

72. Linquist KD, Van Heerden JA. Cystosarcoma phyllodes recorrente e metastático. Am JSur 1982; 144 :341.

73. Zurrida S, Bartoli C, Galimberti V, Squicciarini P, Delledonne V, Veronesi P, Bono A, de Palo G, Salvadori B. Which therapy for unexpected phyllode tumor of the breast? European Journal of Cancer 1992 ;28 :654-7.

74. Kapiris I, Nasiri N, A'Hern R, Healy V, Gui GP. Outcome and predictive factors of local recurrence and distant metastases following primary surgical treatment of high-grade malignant phyllodes tumours of the breast. European Journal of Surgical Oncology: the Journal of the European Society of Surgical Oncology and the British Association of Surgical Oncology 2001;27:723-30.

75. Mokbel K, Price RK, Mostafa CA, Wells CA, Carpenter R: Tumor de Phyllodes da mama: uma análise retrospetiva de 30 casos. Breast. 1999, 8:278-281. 10.1054/brst.1999.0058

76. Jang JH, Choi MY, Lee SK, et al: Factores de risco clinicopatológicos para a recorrência local de tumores filodes da mama. Ann Surg Oncol. 2012, 19:2612-2617.

77. Tan PH, Thike AA, Tan WJ, et al. Previsão do comportamento clínico dos tumores filodes da mama: um nomograma baseado em critérios histológicos e margens cirúrgicas. J Clin Pathol. 2012; 65:69-76.

78. Parker SJ, Harries SA: Tumores de Phyllodes. Postgrad Med J. 2001, 77:428-435. 10.1136/pmj.77.909.428

79. Sheen-Chen SM, Chou FF, Chen WJ: Cystosarcoma phylloides of the breast: a review of clinical, pathological and therapeutic option in 18 cases. Int Surg. 1991, 76:101-104.

80. Pandey M, Mathew A, Kattoor J, et al: Tumor filodes maligno. Breast J. 2001, 7:411-416. 10.1046/j.1524-4741.2001.07606x.

81. Tardivon A et al. Imagiologia da mulher: sénologie. Correlações patologia-imagem. 2014 ; 1-59.

82. Yanhong Zhang e Celina G. Kleer. Phyllodes Tumor of the Breast: Histopathologic Features, Differential Diagnosis, and Molecular/Genetic Updates (Tumor Filodes da Mama: Caraterísticas Histopatológicas, Diagnóstico Diferencial e Actualizações Moleculares/Genéticas). Archives of Pathology & Laboratory Medicine, vol. 140, n.º 7, julho de 2016, pp. 665-671.

83. Reinfuss M, Mitus J, Duda K, et al: O tratamento e o prognóstico de doentes com tumor filodes da mama: uma análise de 170 casos. Cancer. 1996, 77:910-916.

84. Lakhani SR: Classificação da OMS para os tumores da mama. Agência Internacional de Investigação do Cancro, 2012.

85. Tan BY, Acs G, Apple SK, et al: Tumores Phyllodes da mama: uma revisão de consenso Histopatologia. 2016, 68:5-21. 10.1111/his.12876.

86. Chen WH, Cheng SP, Tzen CY, et al: Tratamento cirúrgico dos tumores filodes da mama: revisão retrospetiva de 172 casos. J Surg Oncol. 2005, 91:185-194. 10.1002/jso.20334.

87. Liberman L, Bonaccio E, Hamele-Bena D, et al. Benign and malignant

phyllodes tumors: mammographic and sonographic findings. Radiology 1996;198:121e4.

88. Chao TC, Lo YF, Chen SC, Chen MF. Tumores filodes da mama. Eur Radiol.1 jan 2003 ; 13(1) :88-93

89. Cole-Beuglet C, Soriano R, Kurtz AB, et al. Ultrassom, mamografia de raios X e histopatologia de cistossarcoma filoide. Radiologia 1983;146:481e6.

90. Buchberger W,Strasser K, Heim K, Muller E Schrocksnadel H. Tumor Phylloides: resultados de mamografia, ecografia e citologia aspirativa em 10 casos. AJR Am J Roentgenol. outubro de 1991; 157(4):715-9.

91. McNicholas MM, Mercer PM, Miller JC, McDermott EW, O'Higgins NJ, MacErlean DP. Color Doppler sonography in the evaluation of palpable breast masses. AJR Am J Roentgenol. 1993; 161: 765±771.

92. Wiratkapun C, Piyapan P, Lertsithichai P, Larbcharoensub N. Fibroadenoma versus tumor filodes: factores distintivos em doentes diagnosticados com lesões fibroepiteliais após uma biopsia por agulha grossa. DiagnInterv Radiol. 2014; 20: 27±33.

93. Itoh A, Ueno E, Tohno E, Kamma H, Takahashi H, Shiina T, et al. Doenças da mama: aplicação clínica da elastografia por US para diagnóstico. Radiology 2006; 239: 341350.

94. Nunes LW, Schnall MD, Siegelman ES, et al: Caraterísticas de desempenho de diagnóstico de caraterísticas arquitectónicas reveladas por imagens de RM de alta resolução espacial da mama. Am J Roentgenol. 1997, 169:409-415. 10.2214/ajr.169.2.9242744

95. Rayzah M, Ryu JM, Lee JE, et al: Ressonância magnética da mama pré-operatória para a avaliação do tamanho do carcinoma ductal in situ. J Breast Dis. 2016, 4:7784.

96. Tan H, Zhang S, Liu H, Peng W, Li R, Gu Y, Wang X, Mao J, Shen X. Achados imagiológicos em tumores filodes da mama. Eur J Radiol. 2012 Jan;81(1):e62-

9.

97. Plaza MJ, Swintelski C, Yaziji H, Torres-Salichs M, Esserman LE. Tumor de Phyllodes: revisão das principais caraterísticas de imagem. Breast Dis. 2015;35(2):79-86.

98. Yabuuchi H, Soeda H, Matsuo Y, Okafuji T, Eguchi T, Sakai S, Kuroki S, Tokunaga E, Ohno S, Nishiyama K, Hatakenaka M, Honda H. Tumor de Phyllodes da mama: correlação entre achados de RM e grau histológico. Radiology. 2006 Dec;241(3):702-9.

99. Farria DM, Gorczyea DP, Barsky SH, Sinha S, Basset LW. Tumor filodes benigno da mama; caraterísticas de imagem por RM. AJR. 1996;167:187-189.

1 00.Ogawa Y, Nishioka A, Tsuboi N, Yoshida D, Inomata T, Yoshida S, Moriki T, Toki T. Dynamic MR appearance of benign phyllodes tumor of the breast in a 20- year-old woman. Radiat Med. 1997 Jul-Ago;15(4):247-50.

101. Tse GM, Cheung HS, Pang LM, Chu WC, Law BK, Kung FY, Yeung DK. Characterization of lesions of the breast with proton MR spectroscopy: comparison of carcinomas, benign lesions, and phyllodes tumors. AJR Am J Roentgenol. 2003 Nov;181(5):1267-72.

102. Durand JC. Corrimento mamilar. Encycl Med Chir (Éditions Scientifiques et Médicales Elsevier, Paris), Gynaecology, 812-A-20, 1997: 1-4.

103. Woods ER, Helvie MA, Ikeda DM, Mandell SH, Chapel KL, Adler DD et al. Papiloma solitário da mama: comparação de achados mamográficos, galactográficos e patológicos. Am J Roentgenol 1992; 159 (3): 487-49.

104. Collins LC, Schnitt SJ. Lesões papilares da mama: diagnóstico selecionado e questões de gestão. Histopathology. 2008 Jan;52(1):20-9.

105. Kussaibi H, De Roquancourt A, Bertheau P. Atlas des l√Osions mammaires. www.anapath.org. 2010.

106. Courtillot C. Doenças benignas da mama. J Mammary Gland Biol Neoplasia

2005;10:325-35. Heywang-Krunnner SH, Schreer I, Dershaw DD. Tumores benignos. Diagnóstico por imagem da mama. 1ª ed. Estugarda: Thieme; 1997. P 180-6.

107. Woods ER. Papiloma solitário da mama: comparação de achados mamográficos, galactográficos e patológicos. AJR Am J Roentgenol. 1992;159:487-91.

108. Eiada R, Chong J, Kulkarni S, Goldberg F, Muradali D. Papillary lesions of the breast: MRI, ultrasound, and mammographic appearances. AJR Am J Roentgenol. 2012 Feb;198(2):264-71.

109. Jagmohan P, Pool FJ, Putti TC, Wong J. Lesões papilares da mama: achados de imagem e desafios diagnósticos. Diagn Interv Radiol. 2013 Nov-Dez;19(6):471-8 .

110. Kihara M, Miyauchi A. Papiloma intracístico da mama formando um quisto gigante. Cancro da Mama. 2010;17:68-70.

111. Duan G, Xu YK, Deng HJ, Huang CT. Mamografia e ressonância magnética para o diagnóstico do papiloma intraductal da mama. Nan Fang Yi Ke Da Xue Bao. 2009;29:1643-6.

112. Amin AL, Purdy AC, Mattingly JD, Kong AL, Termuhlen PM. Doença benigna da mama. Surg Clin North Am. 2013 Abr;93(2):299-308.

113. Manfrin E. Benign breast lesions at risk of developing cancer-a challenging problem in breast cancer screening programs: five years' experience of the Breast Cancer Screening Program in Verona (1999- 2004). Cancer. 2009;115:499-507.

114. Jaffer S, Nagi C, Bleiweiss IJ. A excisão é indicada para o papiloma intraductal da mama diagnosticado na biopsia por agulha grossa. Cancer. 2009;115:2837-43.

115. Ko ES. Alterações ecográficas após a remoção de todas as massas mamárias benignas com biópsia assistida por vácuo guiada por ecografia. Ata Radiol. 2009;50:968-74.

116. Zhang S, Huo L, Arribas E, Middleton LP. Adenomioepitelioma da mama com hiperplasia lobular atípica associada: uma associação anteriormente não reconhecida com implicações de gestão. Ann Diagn Pathol. 2015 Feb;19(1):20-3.

117. Zafrani B, Aubriot M H, Mouret E.et al High sensitivity and specificity of immunohistochemistry for the detection of hormone receptors in breast carcinoma: comparison with biochemical determination in a prospective study of 793 cases. Histopathology. 2000;37536-545.

118. Howlett DC, Mason CH, Biswas S, et al. Adenomioepitelioma da mama: espetro da doença com imagiologia e patologia associadas. AJR Am J Roentgenol. 2003;180:799.

119. Lee JH, Kim SH, Kang BJ, et al. Caraterísticas ultra-sonográficas do adenomioepitelioma benigno da mama. Korean J Radiol 2010;11:522.

120. Tukel S, Ustuner E, Aytac SK. Adenomioepitelioma da mama. J Ultrasound Med. 2001;20: 1021.

121. Ruiz-Delgado ML, Lopez-Ruiz JA, Eizaguirre B, et al. Benigno adenomioepitelioma da mama: achados de imagem que simulam malignidade e caraterísticas histopatológicas. Ata Radiol. 2007;48:27.

122. Adejolu M, Wu Y, Santiago L, et al. Tumores adenomioepiteliais da mama: achados imagiológicos com correlação histopatológica. AJR Am J Roentgenol. 2011;197:184.

1 23.Stavros AT. Ultrassom de nódulos sólidos da mama: distinguindo benigno de maligno. Em: Stavros AT, editor. Ultrassom da mama. Philadelphia: Lippincott Williams & Wilkins. 2004, p 445.

1 24.Vuitch MF, Rosen PP, Erlandson RA. Pseudoangiomatous hyperplasia of mammary stroma. Hum Pathol 1986;17:185-91.

1 25.Sng KK, Tan SM, Mancer JFK, Tay KH. The contrasting presentation and management of pseudoangiomatous stromal hyperplasia of the breast. Singapore Med J 2008;49:82-5.

126. Ferreira M, Albarracin CT, Resetkova E. Tumor hiperplasia estromal pseudoangiomatoso: estudo clínico, radiológico e patológico de 26 casos. Mod Pathol 2008;21:201-7.

127. Mansouri D, Mrad K, Sassi S, Driss-Fourati M, Abbes I, Koobaa-Mahjoub W, et al. Pseudoangiomatous hyperplasia of the mammary stroma. Ann Pathol 2004;24:179-82.

128 Okashi K, Ogawa H, Suwa H, Saiga T, Kobayashi H. Um caso de hiperplasia estromal pseudoangiomatosa nodular (PASH). Cancro da Mama 2006;13:349-53.

129 Powell CM, Cranor ML, Rosen PP. Hiperplasia estromal pseudoangiomatosa (PASH). Um tumor do estroma mamário com diferenciação miofibroblástica. Am J Surg Pathol 1995;19: 270-7.

130 Ibrahim RE, Sciotto CG, Weidner N. Hiperplasia pseudoangiomatosa do estroma mamário. Algumas observações sobre o seu espetro clinicopatológico. Cancro 1989;63:1154-60.

131. Lee JS, Oh HS, Min KW. Hiperplasia estromal pseudoangiomatosa mamária que se apresenta como uma massa axilar. Breast 2005;14:61-4.

132. Taira N, Ohsumi S, Aogi K, Maeba T, Kawamura S, Nishimura R, et al. Hiperplasia estromal nodular pseudoangiomatosa do estroma mamário num caso de crescimento rápido do tumor. Cancro da Mama 2005;12:331-6.

133. Cohen MA, Morris EA, Rosen PP, Dershaw DD, Liberman L, Abramson AF. Pseudoangiomatous stromal hyperplasia: Mamographic, sonographic, and

clinical patterns. Breast Imaging 1996;198: 117-20.

134. Celliers L, Wong DD, Bourke A. Hiperplasia estromal pseudoangiomatosa: um estudo das caraterísticas mamográficas e ecográficas. Clin Radiol. 2010 Feb;65(2):145-

9 .

135. Charpin C, Mathoulin MP, Andrac L, et al. Reavaliação dos hamartomas da mama. Um estudo morfológico de 41 casos. Pathol Res Pract 1994;190:362-371

136. Arrigoni MG, Dockerty MB, Judd ES. A identificação e o tratamento do hamartoma mamário. Surg Gynecol Obstet 1971

1 37.Oueslati, S, Salem A, Chebbi A, Mhiri S, Kribi L, Ben Romdhane K, et al. Hamartoma of the breast. Imagerie de la Femme. 2007; 17(1):19-25.

138. Hogeman K-E, Ostberg G. Três casos de tumor mamário pós-lactacional de um tipo peculiar. Ata Pathol Microbiol Scand 1968;73:169-176.

139. Linell F, Ostberg G, Soderstrom J, et al. Hamartomas da mama. Uma entidade importante

na patologia mamária. Virchows Arch [A] 1979;383:253-264.

140. Boyer B, Graef C. Hamartoma da mama: um raro tumor b√Onigne de diagnóstico mamográfico. La Presse M√Odicale. 2007 ; 36 (12):1999-2000.

141. Kaplan L, Walts AE. Tumor condrolipomatoso benigno da mama feminina humana. Arch Pathol Lab Med 1977;101:149-151.

142. Hayashi H, Ito T, Matsushita K, et al. Hamartoma mamário: estudo imunohistoquímico de dois adenolipomas e uma variante com cartilagem, músculo liso e proliferação mioepitelial. Pathol Int 1996;46:60-65.

143. Daya D, Trus T, D'Souza TJ, et al. Hamartoma da mama - uma lesão mamária sub-reconhecida. Um estudo clinicopatológico e radiográfico de 25 casos. Am J Clin Pathol 1995;103:685-689.

144. Fisher C, Hanby AM, Robinson L, et al. Hamartoma mamário - uma revisão de 35 casos. Histopatologia 1992;20:99-106.

145. Wahner-Roedler DL, Sebo TJ, Gisvold JJ. Hamartomas da mama: manifestações clínicas, radiológicas e patológicas. Breast J 2001;7:101-105.

146. Coyne J, Hobbs FM, Boggis C, et al. Carcinoma lobular num hamartoma mamário. J Clin Pathol 1992;45:936-937.

147. Mester J, Simmons RM, Vazquez MF, et al. Carcinoma ductal in situ e infiltrante que surge num hamartoma da mama. AJR Am J Roentgenol 2000;175:64-66.

148. Anani PA, Hessler C. Hamartoma da mama com carcinoma ductal invasivo. Relato de dois casos e revisão da literatura. Pathol Res Pract 1996;192:1187-1194.

149. Tse GMK, Law BKB, Ma TKF, et al. Carcinoma ductal in situ que surge num hamartoma mamário. J Clin Pathol 2002;55: 541-542.

150. Lee EH, Wylie EJ, Bourke AG, De Boer WB. Carcinoma ductal invasivo que surge num hamartoma da mama: dois relatos de casos e uma revisão da literatura. Clin Radiol. 2003;58(1):80-83.

151. Conant EF, Brennecke CM. Mosby Inc; 2006. Imagem da mama, revisão de casos.

152. Chao TC, Chao HH, Chen MF. Caraterísticas ecográficas dos hamartomas da mama. J Ultrasound Med. 2007;26:447-452.

153. Presazzi A, Di Giulio G, Calliada F. Hamartoma da mama: caraterísticas ultra-sonográficas, elastossonográficas e mamográficas. Mini ensaio pictórico. J Ultrasound. 2015;18:373-377.

154. Sanal HT, Ersoz N, Altinel O, Unal E, Can C. Giant hamartoma of the breast. Breast J. 2006;12:84-85.

155. Rohini A, Prachi K, Bhargavi V. Imagem multimodal de hamartoma gigante da mama com correlação patológica. Int J Basic Appl Med Sci. 2014;4:278-

281.

156. Park SY, Oh KK, Kim EK, Son EJ, Chung WH. Achados ecográficos do hamartoma da mama: ênfase na compressibilidade. Yonsei Med J. 2003;44:847-854.

157. Wong KW, Ho WC, Wong TT. MRI de hamartoma muscular da mama. Australas Radiol. 2002;46:441-443.

158. Posadilla MA,Torres LP, Plaza FJ, Castañón RR, de Francisco TG, Olcoz Goñi JL. Importância da ressonância magnética no diagnóstico de múltiplos hamartomas biliares pequenos. Gastroenterol Hepatol. 2006 Jun-Jul;29(6):378-9.

159. Nam SY, Han BK, Lee S, Lee K. Achados de RM do hamartoma da mama: relato de dois casos. J Korean Soc Magn Resonance Med. 2012;16(3):271-275.

160. Boufettal, H., Mahdaoui, S., Noun, M., Hermas, S., & Samouh, N. Breast hamartoma. Feuillets de Radiologie. 2010 ; 50(4), 189-191.

161. Brenner RJ, Karlan MS. Massa amiloide recorrente da mama: caraterísticas mamográficas e ultra-sonográficas. J Le Sein 1995; 5 (1): 29-31.

162. Hecht AH, Tan A, Shen JF. Relato de caso: amiloidose sistémica primária que se apresenta como massas mamárias, simulando mamograficamente um carcinoma. Clin Radiol 1991; 4: 123-124.

1 63.Sabate J.M., Clotet M., Torrubia S.: Radiologic evaluation of breast disorders related to pregnancy and lactation. Radiographics. 2007; 27 (Suppl. 1): pp. S101- S124.

164. Cholot M, Dang-Tran KD, Castelain CS. Tumor inflamatório da mama pósparto: adenoma necrótico da lactação. Imagerie de la femme 2007;17:40-5.

165. Baker TP, Lenert JT, Parker J. Lactating adenoma: a diagnosis of exclusion. Breast J 2001;5:354-7.

166. Rosen PP, Holmes G, Lesser ML, Kinne DW, Bealtie J. Papilomatose juvenil

e carcinoma da mama. Cancro 1985; 55: 1345-1352.

167. Kersschot EA, Hermans M, Pauwells C, Gildemyn G, Chabeau P, De Vos L et al. Papilomatose juvenil da mama. Aspeto ecográfico. Radiologia 1988; 169: 631-633.

168. Bazzocchi F, Santini D, Martinelli G, Piccaluga A, Taffurelli M, Grassiagli A et al. Papilomatose juvenil (epiteliose) da mama. Um estudo clínico e patológico de 13 casos. Am J Clin Pathol 1986; 86 (6): 745-748.

169. Le Treut A, Testard S, Trojani M, De Mascarel I, Dilhuydy MH. Papilomatose juvenil: relato de quatro casos. J Le Sein 1991; 1 (1): 17-21.

170. Fontanges M, Barreau B, Dilhuydy MH, De Mascarel I. Aspectos ecográficos da papilomatose juvenil. JEMU 1994; 15 (16): 348-351.

171.Santos-Magadán S, López-Casañas AM, Martínez-González J, Taborda Ramírez LF, Moreno-Torres A, Carreira-Gómez C. Papilomatose juvenil da mama. Casos clínicos. 2017. Eurorad.

172 Barreau B, Dilhuydy MH, Fontanges M. Papilomatose juvenil da mama: aspeto US - Uma abordagem ao diagnóstico. In: MadjarH, TeubnerJ, HackeloerBeds. Atualização em ultrassom da mama. Basileia: Kager, 1994: 208-213.

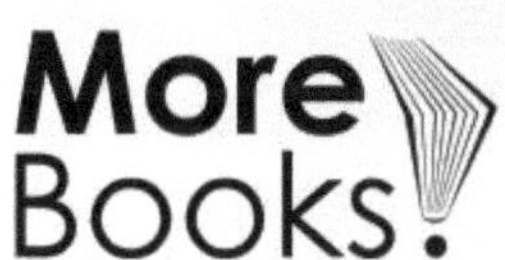

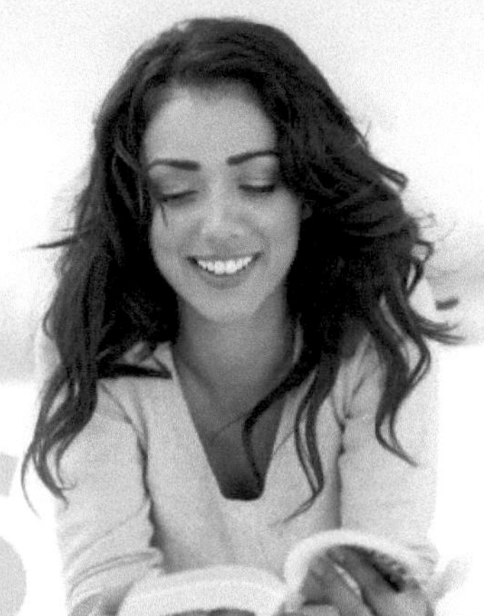

Buy your books fast and straightforward online - at one of world's fastest growing online book stores! Environmentally sound due to Print-on-Demand technologies.

Buy your books online at
www.morebooks.shop

Compre os seus livros mais rápido e diretamente na internet, em uma das livrarias on-line com o maior crescimento no mundo! Produção que protege o meio ambiente através das tecnologias de impressão sob demanda.

Compre os seus livros on-line em
www.morebooks.shop

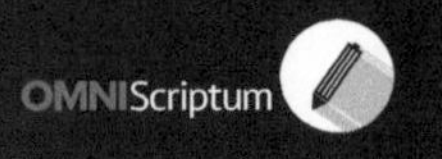

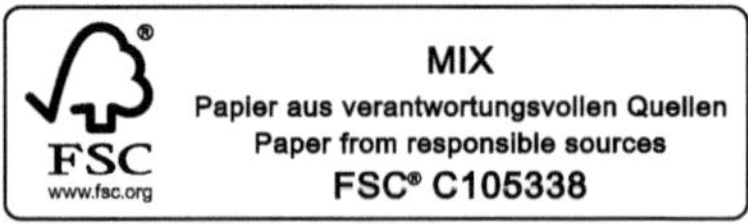

Printed by Books on Demand GmbH, Norderstedt / Germany